Uma introdução ao
zen-budismo

O livro é a porta que se abre para a realização do homem.

Jair Lot Vieira

DAISETZ TEITARO SUZUKI

Uma introdução ao
zen-budismo

Tradução
Eloise de Vylder

Apresentação
Monja Coen

mantra

Copyright da tradução e desta edição © 2017 by Edipro Edições Profissionais Ltda.

Título original: *An Introduction to Zen Buddhism*. Traduzido a partir da 4ª edição, publicada em Nova York em 1964, por Grove Press, Inc.

Todos os direitos reservados. Nenhuma parte deste livro poderá ser reproduzida ou transmitida de qualquer forma ou por quaisquer meios, eletrônicos ou mecânicos, incluindo fotocópia, gravação ou qualquer sistema de armazenamento e recuperação de informações, sem permissão por escrito do editor.

Grafia conforme o novo Acordo Ortográfico da Língua Portuguesa.

1ª edição, 2ª reimpressão 2022.

Editores: Jair Lot Vieira e Maíra Lot Vieira Micales
Edição de texto: Marta Almeida de Sá
Produção editorial: Carla Bitelli
Capa: Marcela Badolatto | Studio Mandragora
Preparação de texto: Danilo Di Giorgi
Revisão: Andressa Bezerra Corrêa e Tatiana Tanaka
Editoração eletrônica: Estúdio Design do Livro

Dados Internacionais de Catalogação na Publicação (CIP)
(Câmara Brasileira do Livro, SP, Brasil)

Suzuki, D. T., 1870-1966.
   Uma introdução ao zen-budismo / Daisetz Teitaro Suzuki ; tradução de Eloise de Vylder ; apresentação de Monja Coen. – São Paulo : Mantra, 2017.

   Título original: An Introduction to Zen Buddhism.
   ISBN 978-85-68871-09-6

   1. Zen-budismo I. Coen, Monja. II. Título.

17-06952   CDD-294.3927

Índice para catálogo sistemático:
1. Zen-budismo : religião : 294.3927

mantra.
São Paulo: (11) 3107-7050 • Bauru: (14) 3234-4121
www.mantra.art.br • edipro@edipro.com.br
@editoramantra

Sumário

Prefácio do autor 7

Apresentação ao zen de Daisetz Teitaro Suzuki, por Monja Coen 9

I. Introdução 13

II. O que é o zen? 21

III. O zen é niilista? 33

IV. Zen ilógico 45

V. Zen, uma afirmação superior 53

VI. Zen prático 63

VII. *Satori*, ou a aquisição de um novo ponto de vista 79

VIII. O *koan* 91

IX. A sala de meditação e a vida do monge 111

Prefácio do autor

Os artigos aqui reunidos foram originalmente escritos para a *New East*, que foi publicada no Japão durante a guerra, em 1914, sob a direção editorial de Robertson Scott. O editor sugeriu publicá-los em forma de livro, mas eu não quis fazer isso na época. Mais tarde, eles se tornaram a base da Primeira Série de meus *Ensaios sobre o zen-budismo* (1927) que, portanto, cobriram mais ou menos o mesmo terreno.

Ocorreu-me recentemente a ideia de que os antigos textos podiam afinal ser reimpressos na forma de livro. O motivo é que meus *Ensaios sobre o zen-budismo* são pesados demais para aqueles que desejam ter apenas um contato preliminar com o conhecimento do zen. Será que, então, o que poderia ser considerado um trabalho introdutório não seria bem recebido por alguns dos meus amigos estrangeiros?

Com isso em mente, reli o manuscrito inteiro, e todas as imprecisões que encontrei em relação ao estilo bem como ao material usado foram corrigidas. Embora haja uma série de pontos que agora eu gostaria de ver expressos de forma diferente, deixei-os como estavam, porque sua revisão envolveria inevitavelmente a reformulação de todo o contexto. Como não se tratam de distorções, podem continuar da forma como foram escritos.

Se o livro realmente servir como uma espécie de introdução ao *zen-budismo* e levar o leitor ao estudo dos meus outros trabalhos, o objetivo estará alcançado. Não se pretende aqui um tratamento acadêmico do assunto em questão.

Recomenda-se usar o livro de apoio *Manual do zen-budismo* com esta *Introdução*.

D. T. S.
Kamakura, agosto de 1934

Apresentação ao zen de Daisetz Teitaro Suzuki

Suzuki Sensei era praticante do budismo da Terra Pura; não era praticante do zen.

A frase que abre esta apresentação me foi dada por um monge zen-budista em nossa sede administrativa (Shumucho) em Tóquio assim que cheguei ao Japão nos idos dos anos 1980 para estudar o zen-budismo.

Esse monge acreditava que eu, como a maioria dos ocidentais daquela época, tivera minha iniciação no zen por meio dos livros de Suzuki Sensei.

Ocorre que, comigo, não foi assim. De fato, no início da minha busca pelo zen, me foi recomendado não ler muito e praticar mais.

Os textos de *Uma introdução ao zen-budismo*, de Suzuki Sensei, apontam para essa mesma direção. Há muitas palavras, comparações, *koans*, experiências apenas aparentemente caóticas e duras, meios expedientes de mestres para que seus discípulos se iluminem.

Seu trabalho se baseia principalmente nas várias correntes da tradição Rinzai do zen-budismo, em que o uso de *koans* se tornou sistemático.

Como diz Suzuki Sensei, numa era em que não mais se permite bater, esmurrar, empurrar, ofender os discípulos, como meios de fazê-los despertar – *satori*, uma das palavras principais que Suzuki Sensei usa, representa o despertar –, passaram a usar os *koans* como a solução à mão.

NADA A ENCONTRAR

Há várias histórias recontadas de momentos especiais em que praticantes do zen encontram o que nada há para encontrar.

Queremos obter algo, pegar, guardar, manter. Entretanto, descobrimos que a mente é incessante e luminosa, que nada há para reter.

A busca é tornar-se a realidade, o momento, a ação. Sem intenção.

Para isso, precisamos algumas vezes enganar a mente dualista, intelectual, pensante. Não que esta seja ignóbil e deva ser superada, mas precisa se aquietar para que possamos estar apenas e absolutamente presentes.

Atualmente, há vários grupos e diversas pessoas desenvolvendo a *mindfulness*, a plena atenção. Todavia, ir além da plena atenção é penetrar no zen. Estar onde não há conceitos, onde não há um eu separado, onde não há sujeito-objeto, nem dentro nem fora.

SENTADO EM ZEN

A ordem à qual pertenço é a Soto Shu, fundada pelo mestre Eihei Dogen (1200-1253), no Japão. Refere-se à China Antiga e à Índia, ao próprio Xaquiamuni Buda e à sua experiência mística.

Buda sentava-se em zen.

Zazen significa "sentar zen".

Impossível traduzir como "meditar", que é um verbo sugerindo um objeto.

Quando o sujeito é o objeto, onde fica o *eu*?

Apenas sentar – *shikantaza* – tem sido o *motto* da Soto Shu.

Contudo, tive a honra de encontrar com o meu primeiro mestre, Maezumi Hakuyu Koun Roshi. Ele havia praticado o zen da Soto Shu (a ordem da qual faço parte) e da Rinzai Shu (na qual se baseiam os ensinamentos de Suzuki Sensei).

Tinha grande familiaridade com os *koans*, aqui descritos por Suzuki Sensei, mas nunca se desviou da Soto Shu.

UM *KOAN* ÚNICO

Em certa ocasião, mestre Maezumi comentou comigo que apenas sentar (*shikantaza*) era extraordinário e supremo, mas que muitas pessoas não conseguiam apenas sentar. Na aparência, estavam em *zazen*, mas suas mentes vagavam por mundos diversos, alguns sonolentos, outros agarrados a seus próprios desejos, apegos e aversões, que dificilmente conseguiam vencer a si mesmos.

Assim, os *koans* iniciais eram usados para romper as dualidades. Praticamos *koans* juntos até que fui para o Mosteiro Feminino de Nagoia. Lá não praticávamos *koans*, mas a vida diária monástica era o nosso grande e único *koan*.

Relendo Suzuki Sensei, fui revendo momentos preciosos desse treinamento severo e simples. A simplicidade do que hoje se chama minimalismo. *Wabi-sabi*. O menos é mais, a falta é a completude.

Acordávamos às quatro da manhã e tínhamos poucos minutos para dobrar as cobertas, ir ao banheiro, nos vestir e estar sentadas na sala de *zazen*. Sem tempo para pensar, para duvidar, para escolher. Fazer, ser.

E assim os dias transcorriam, ocupados com *samu* – limpeza, liturgias, aulas, *zazen*. Retiros faziam parte da rotina. Menos *samu*, menos conversas, mais *zazen*, ensinamentos e entrevistas com os mestres. Meu local de prazer e descanso, de desconforto e descoberta.

Não poderia dizer que eu amava o *zazen* ou que o *zazen* me amava. Eu era o *zazen* e o *zazen* era eu mesma. Houve neve e florescer da ameixeira, mais de sete vezes. Eu comia; e limpava latrinas. Sem entender as palavras, compreendia as mensagens dos corpos e dos olhos de minhas companheiras de mosteiro. Duvidei de minha mestra superiora e a questionei. Depois de sete anos, comecei a entender sua grandeza. Hoje, apenas arranho a porta do zen. Sinto-me surpresa por me convidarem a escrever estas palavras sobre Daisetz Teitaro Suzuki Sensei, que pouco fala da ordem a que pertenço. No entanto, Suzuki Sensei me torna nostálgica ao descrever o que experimentei e conheci na grande intimidade da vida monástica no Japão.

Minha conclusão depois de viver doze anos no Japão, de ter me casado com um monge japonês, é de que Oriente e Ocidente se confundem e se completam. Que nossos lóbulos cerebrais funcionam em harmonia e que podemos todos desenvolver a capacidade de transcender a própria transcendência ou imanar na imanência. Há muitos orientais que desconhecem o zen. Há muitos ocidentais que penetram o zen. Logo, não confundam culturas com iluminação suprema – *anokutara sammyaku sambodai*.

E cuidado com o falso Buda – o pensar que tudo que você fizer é a mente iluminada se manifestando. Muito cuidado para não cair na armadilha comum de seguir seus desejos e suas aversões, acreditando ser este o Caminho Iluminado.

Este Caminho está muito distante da delusão.

Saiba que o zen não é uma questão de Oriente ou Ocidente, mas é uma escolha, uma procura – viver com plenitude e contentamento, apreciando a simplicidade da vida assim como ela é, ou escolher o caminho da ignorância e da delusão.

Escolha e aprecie sua escolha.

Eu gostaria de convidá-los a ler e refletir. Jogar fora, desaprender e ler novamente.

Suzuki Sensei revela os mosteiros, os monges, os hábitos e as trocas de palavras entre mestres famosos como Joshu, Hakuin – fontes de inspiração para que você penetre a essência do seu próprio ser.

Não queira apenas compreender intelectualmente. Aprecie, leia, compreenda e pratique *zazen*.

Prática é realização.

Mãos em prece.

MONJA COEN

I. Introdução

O budismo, ao longo de seu desenvolvimento, chegou a um formato que o distingue do tipo chamado primitivo ou original – tanto que, de fato, justifica-se enfatizar sua divisão histórica em duas escolas, Hinayana e Mahayana, ou o Pequeno Veículo e o Grande Veículo de salvação. Na verdade, o Mahayana, com todas as suas várias fórmulas, não passa de uma forma desenvolvida do budismo, e sua autoridade final remonta ao seu fundador indiano, o grande Buda Sakyamuni. Quando essa forma desenvolvida do Mahayana foi introduzida na China e depois no Japão, ela se desenvolveu ainda mais nesses países. Isso se deveu sem dúvida aos líderes budistas chineses e japoneses, que sabiam como aplicar os princípios de sua fé às condições sempre mutáveis da vida e às necessidades religiosas das pessoas. E essa elaboração e adaptação por parte deles aumentou ainda mais a distância que já existia entre o Mahayana[1] e o tipo mais primitivo de budismo. Atualmente, pode-se dizer que a forma Mahayana não demonstra, ao menos superficialmente, os traços mais característicos e notórios do budismo original.

Por esse motivo, há pessoas que declaram que essa ramificação do budismo na verdade não é budismo no sentido em que o termo

---

1. Para ser exato, as ideias fundamentais do Mahayana são expostas no grupo Prajnaparamita da literatura budista, cujos primeiros textos devem ter aparecido no máximo até trezentos anos após a morte do Buda. Os germes sem dúvida estão nos escritos pertencentes ao chamado budismo primitivo. O seu desenvolvimento, ou seja, uma compreensão consciente do mais essencial nos ensinamentos do fundador, não poderia ter acontecido sem que seus seguidores de fato vivessem os ensinamentos por algum tempo, através de condições de vida variadas e mutáveis. Assim, enriquecidos em experiência e amadurecidos em reflexão, os budistas indianos passaram a ter a forma Mahayana do budismo, distinta de sua forma original ou primitiva. Na Índia, duas escolas de Mahayana são conhecidas: a Madhyamika de Nagarjuna e a Vijnaptimatra ou Yogacara de Asanga e Vasubandhu. Na China, mais escolas se desenvolveram: a Tendai (*t'ien-tai*), a Kegon (*avatamsaka*), a Jodo (*ching-t'u*), o zen (*ch'an*) etc. No Japão, temos além dessas a Hokke, a Shingon, a Shin, a Ji etc. Todas essas escolas ou seitas pertencem à ala Mahayana do budismo.

é comumente entendido. Meu argumento, contudo, é o seguinte: qualquer coisa que tem vida é um organismo e é próprio da natureza de um organismo que ele nunca permaneça no mesmo estado de existência. A semente do carvalho é bem diferente da muda, da mesma forma que um jovem carvalho com folhas delicadas que acabou de sair de sua carapaça protetora é bem diferente de uma árvore crescida, imponente e gigantesca, que se eleva para o céu. Mas em todas essas várias fases de mudança há uma continuação do crescimento e marcas inequívocas de identidade, de onde sabemos que aquela mesma planta passou por muitos estágios de transformação. O chamado budismo primitivo é a semente da qual o budismo do Extremo Oriente passou a existir com a promessa de continuar seu crescimento. Estudiosos podem falar no budismo histórico, mas meu tema aqui é observar o budismo não só em seu desenvolvimento histórico, mas também do ponto de vista de ainda nos ser útil como uma força espiritual estimulante no Extremo Oriente.

Entre as muitas seitas do budismo que cresceram, especialmente na China e no Japão, encontramos uma ordem singular que afirma transmitir a essência e o espírito do budismo diretamente a partir de seu autor, e isso não através de qualquer documento secreto ou por meio de qualquer rito misterioso. Essa ordem é um dos aspectos mais significativos do budismo, não só do ponto de vista de sua importância histórica e vitalidade espiritual, mas também do ponto de vista de sua maneira assaz original e estimulante de demonstração. A "Doutrina do Coração do Buda (*buddhahridaya*)" é seu nome erudito, mas ela é mais comumente conhecida como "zen". O zen não é o mesmo que o Dhyana, embora o termo *zen* seja derivado da transliteração chinesa (*ch'an-na*; *zenna* em japonês) do sânscrito original, conforme será explicado mais adiante.

Essa escola é, em vários aspectos, única na história da religião. Pode-se dizer que suas doutrinas, estabelecidas teoricamente, são aquelas do misticismo especulativo, mas elas são apresentadas e demonstradas de tal forma que só aqueles iniciados que atingiram de fato uma compreensão profunda sobre o sistema, após longo treinamento, podem entender seu significado último. Para aqueles que não adquiriram esse conhecimento penetrante – ou seja, para aqueles que não experienciaram o zen em sua vida cotidiana ativa – seus ensinamentos, ou melhor, suas afirmações, assumem um aspecto bastante peculiar, estranho e até mesmo enigmático. Essas pessoas, olhando para o zen de forma mais ou menos conceitual, consideram-no totalmente absurdo e ridículo, ou deliberadamente ininteligível como uma forma de preservar sua aparente profundidade contra as críticas externas. Mas, de acordo com seguidores do zen, suas afirmações aparentemente paradoxais não são artificialidades inventadas para se esconder atrás de um véu de obscuridade; mas sim que o zen não pode ser tema da exposição lógica simplesmente porque a linguagem humana não é um meio adequado para expressar as verdades mais profundas do zen; elas devem ser experienciadas no mais íntimo da alma, quando se tornam pela primeira vez inteligíveis. Na realidade, nenhum outro ramo da experiência humana produziu expressões mais simples e diretas do que as do zen. "O carvão é negro" – isso é simples o bastante; mas o zen protesta: "o carvão não é negro". Isso também é bem simples, e de fato ainda mais simples do que a primeira afirmação positiva quando chegamos à verdade da questão.

A experiência pessoal, portanto, é tudo no zen. Nenhuma ideia é inteligível para aqueles que não têm o apoio da experiência. Isso é óbvio. Um bebê não tem ideias, porque sua mentalidade ainda não está desenvolvida o bastante para experienciar algo parecido com ideias. Se as tem, elas devem ser algo extremamente obscuro e indistinto e sem correspondência com a realidade. Para obter a compreensão mais clara e mais eficiente de algo, portanto, isso deve ser pessoalmente experimentado. Especialmente quando esse algo diz respeito à vida propriamente dita, a experiência pessoal é uma necessidade absoluta. Sem essa experiência, nada relacionado ao seu profundo funcionamento será compreendido de forma exata nem, portanto, eficiente. A base de todos os conceitos é a experiência simples e sem sofisticação. O zen coloca máxima ênfase nessa experiência-base e é em torno dela que o zen constrói toda a estrutura verbal e conceitual encontrada em sua literatura, conhecida como "Provérbios" (*goroku* em japonês; *yu-lu* em chinês). Embora a estrutura forneça o meio mais útil para atingir a realidade mais íntima, ela ainda é uma elaboração e uma artificialidade. Perdemos todo seu sentido quando a tomamos por uma realidade final. A natureza da compreensão humana nos compele a não depositar muita confiança na superestrutura. A mistificação está longe de ser o objeto do zen, mas para aqueles que ainda não tocaram o fato central da vida, o zen inevitavelmente parece mistificador. Penetre através da superestrutura conceitual, e o que se imagina ser uma mistificação desaparecerá de uma só vez e ao mesmo tempo haverá uma iluminação conhecida como *satori*.

O zen, portanto, insiste forte e persistentemente em uma experiência espiritual interna. Ele não atribui nenhuma importância intrínseca aos sutras sagrados ou a suas exegeses feitas por sábios e estudiosos. A experiência pessoal é fortemente contraposta à autoridade e à revelação objetiva; e como o método mais prático de atingir a iluminação espiritual, os seguidores do zen propõem a prática do Dhyana, conhecida como *zazen*[2] em japonês.

Algumas palavras devem ser ditas aqui em relação ao treinamento sistemático dos seguidores do zen para atingir a compreensão espiritual à qual nos referimos antes como a experiência-base do zen. Porque é aí que o zen se distingue de modo preeminente de outras formas de misticismo. Para a maioria dos místicos, essa experiência espiritual, tão intensamente pessoal, vem como algo esporádico, isolado e inesperado. Os cristãos usam a oração, a mortificação ou a chamada contemplação como meios de buscar essa experiência, e deixam sua realização a cargo da graça divina. Mas como o budismo não reconhece nessas questões uma entidade supernatural, o método zen de treinamento espiritual é prático e sistemático. Desde o começo de sua história na China houve essa

---

2. *Za* significa "sentar", e *zazen* pode ser resumidamente entendido como "sentar em meditação". O que significa exatamente será visto mais tarde na descrição da "sala de meditação" (*zendo* em japonês; *ch'an-t'ang* em chinês).

tendência bem marcada; mas, à medida que o tempo se passou, um sistema regular finalmente começou a existir, e a escola zen tem atualmente um método consumado para treinar seus seguidores a fim de que estes atinjam esse objetivo. Aí está o mérito prático do zen. Embora seja por um lado altamente especulativo, por outro sua disciplina metódica produz os resultados mais frutíferos e benéficos de caráter moral. Às vezes esquecemos seu caráter altamente abstrato quando é expresso em ligação com os fatos de nossa vida prática cotidiana; mas é aqui que temos de apreciar o valor real do zen, pois ele encontra um pensamento de inexprimível profundidade até mesmo no fato de levantar um dedo ou em dizer "bom dia" para um amigo que se encontra casualmente na rua. Aos olhos do zen, o mais prático é o mais abstruso e vice-versa. Todo o sistema de disciplina adotado pelo zen é o resultado dessa experiência fundamental.

Eu disse que o zen é místico. Isso é inevitável, visto que o zen é o princípio predominante da cultura oriental; é o que faz com que o Ocidente fracasse com frequência em compreender com exatidão as profundezas da mente oriental, porque o misticismo em sua própria natureza desafia a análise da lógica e a lógica é o traço mais característico do pensamento ocidental. O Oriente é sintético em seu método de raciocínio; ele não se importa tanto com a elaboração de detalhes, mas sim com uma compreensão ampla do todo, e isso intuitivamente. Portanto a mente oriental, se assumirmos sua existência, é necessariamente vaga e indefinida, e não parece ter um índice que revela de uma só vez o conteúdo a alguém de fora. A coisa está lá, diante dos nossos olhos, porque se recusa a ser ignorada; mas, quando nos empenhamos em agarrá-la com nossas próprias mãos para examiná-la mais de perto ou de forma sistemática, ela escapa e perdemos seu rastro. O zen é provocativamente evasivo. Isso não se deve, é claro, a nenhum artifício consciente ou premeditado com o qual a mente oriental conspira para evitar o escrutínio dos outros. A impenetrabilidade está na própria constituição, por assim dizer, da mente oriental. Sendo assim, para entender o Oriente, precisamos entender o misticismo, ou seja, o zen.

Deve-se lembrar, contudo, que há vários tipos de misticismo: racional e irracional, especulativo e oculto, perceptível e fantástico. Quando eu digo que o Oriente é místico, não quero dizer que o Oriente é fantástico, irracional e em geral impossível de ser abarcado pela esfera da compreensão intelectual. O que quero dizer é simplesmente que há, no funcionamento da mente oriental, algo calmo, tranquilo, silencioso, imperturbável, que parece estar sempre olhando para a eternidade. Essa calma e silêncio, contudo, não apontam para a mera ociosidade ou inatividade. O silêncio não é aquele do deserto ceifado de toda vegetação, nem tampouco o de um cadáver posto a dormir e a decompor-se para sempre. É o silêncio de um "abismo eterno" no qual todos os contrastes e condições estão enterrados; é o silêncio de Deus que, profundamente absorto na contemplação de suas obras passadas, presentes e futuras, senta-se calmamente em seu trono de absoluta unidade e totalidade. É o "silêncio do trovão" obtido em meio ao relâmpago e o ruído de correntes elétricas opostas. Esse tipo de silêncio penetra todas as coisas orientais. Pobres daqueles que o tomam por decadência e morte, porque serão surpreendidos por um irromper surpreendente de atividade vindo do silêncio eterno. É neste sentido que eu falo do misticismo da cultura oriental. E posso afirmar que o cultivo desse tipo de misticismo deve-se principalmente à influência do zen. Se o budismo fosse se desenvolver no Extremo Oriente para satisfazer as ânsias espirituais de seu povo, teria de se tornar o zen. Os indianos são místicos, mas seu misticismo é especulativo demais, contemplativo demais, complicado demais e, mais que isso, não parece ter nenhuma relação real e vital com o mundo prático dos sentidos no qual estamos vivendo. O misticismo do Extremo Oriente, ao contrário, é direto, prático e surpreendentemente simples. Isso não poderia se tornar outra coisa além do zen.

Todas as outras seitas budistas da China e do Japão revelam sua origem indiana de forma inequívoca. Isso porque sua complexidade metafísica, sua fraseologia longa e cansativa, seu raciocínio altamente abstrato, sua compreensão penetrante sobre a natureza das coisas e sua interpretação abrangente das questões relacionadas à vida são mais obviamente indianas e nada chinesas ou japonesas. Isso pode ser reconhecido prontamente por todos aqueles familiarizados com o budismo do Extremo Oriente. Observe por exemplo os ritos extremamente complexos praticados pela seita Shingon e também seus elaborados sistemas de "Mandala", por meio dos quais eles tentam explicar o universo. Nenhuma mente chinesa ou japonesa teria concebido uma trama tão intrincada de filosofia sem ter sido primeiro influenciada pelo pensamento indiano. Observe então quão especulativa é a filosofia Madhyamika, Tendai (*T'ien-tai* em chinês) ou Kegon (*Avatamsaka* ou *Gandavyuha* em sânscrito). Sua abstração e seu discernimento lógico são verdadeiramente impressionantes. Esses fatos mostram claramente que essas seitas do budismo do Extremo Oriente são no fundo importações estrangeiras.

Mas quando, após um levantamento do campo geral do budismo, chegamos ao zen, somos compelidos a reconhecer que sua simplicidade, sua característica direta, sua tendência pragmática e sua íntima conexão com a vida cotidiana colocam-se em nítido contraste com as outras seitas budistas. As principais ideias do zen derivam-se sem dúvida do budismo e devemos considerá-lo um desenvolvimento legítimo do último; mas esse desenvolvimento foi alcançado para atender às demandas peculiares características da psicologia do povo do Extremo Oriente. O espírito do budismo deixou sua superestrutura altamente metafísica para se tornar uma disciplina prática da vida. O resultado é o zen. Portanto, ouso dizer que no zen encontram-se sistematizadas, ou, melhor dizendo, cristalizadas, toda a filosofia, a religião e a própria vida do povo do Extremo Oriente, especialmente dos japoneses.

II. O que é o zen?

Antes de começar a expor o ensinamento do zen com mais detalhes nas próximas páginas, permitam-me responder a algumas das questões que costumam ser levantadas pelos críticos em relação à real natureza do zen.

Seria o zen um sistema de filosofia, altamente intelectual e profundamente metafísico, como o é a maioria dos ensinamentos budistas?

Já afirmei que encontramos no zen toda a filosofia do Oriente cristalizada, mas com isso não se deve entender que o zen é uma filosofia, não na aplicação ordinária do termo. O zen decididamente não é um sistema fundado sobre a lógica e a análise. É, antes, um antípoda da lógica, que defino como o modo dualista de pensamento. Pode haver um elemento intelectual no zen, já que o zen é a mente inteira e nela encontramos inúmeras coisas; mas a mente não é uma coisa composta que pode ser dividida em tantas faculdades, não restando nada quando a dissecação termina. O zen não tem nada a nos ensinar na forma de análise intelectual; nem tampouco tem qualquer conjunto de doutrinas que são impostas a seus seguidores. Nesse aspecto, o zen é bastante caótico, se assim o quiserem chamar. Os seguidores do zen talvez tenham conjuntos de doutrinas, mas eles as têm por conta própria e para seu próprio benefício; eles não devem isso ao zen. Não há, portanto, no zen, livros sagrados ou princípios dogmáticos, tampouco há qualquer fórmula simbólica através da qual se possa acessar o significado do zen. Se me perguntassem, então, o que o zen ensina, eu responderia: o zen não ensina nada. Quaisquer ensinamentos que existam no zen vêm da mente de cada um. Ensinamos a nós mesmos; o zen apenas aponta o caminho. A menos que esse apontar seja ensinar, é certo que não há nada no zen propositalmente estabelecido como doutrinas cardinais ou filosofia fundamental.

O zen alega ser budismo, mas todos os ensinamentos budistas conforme apresentados nos sutras e sastras são tratados pelo zen como mero desperdício de papel, cuja única utilidade consiste em limpar a sujeira do intelecto. Não imagine, contudo, que o zen seja niilismo. Todo niilismo é autodestrutivo e não termina em lugar nenhum. O negativismo é útil como método, mas a maior verdade é uma afirmação. Quando é dito que o zen não tem filosofia, que ele nega toda autoridade doutrinária, que ele rejeita toda chamada literatura sagrada como lixo, não devemos nos esquecer de que o zen sustenta nesse mesmo ato de negação algo bastante positivo e eternamente afirmativo. Isso se tornará mais claro à medida que prosseguirmos.

O zen é uma religião? Não é uma religião no sentido em que o termo é popularmente entendido; porque não tem um Deus para cultuar, nem um rito cerimonial para observar, nem um lar futuro para onde são destinados os mortos e, por último, não há no zen uma alma cujo bem-estar deva ser zelado por alguém e cuja imortalidade seja uma questão de intensa preocupação para algumas pessoas. O zen é livre de todos esses estorvos dogmáticos e "religiosos".

Quando eu digo que não há Deus no zen, o leitor devoto pode ficar chocado, mas isso não significa que o zen negue a existência de Deus; nem a negação nem a afirmação dizem respeito ao zen. Quando algo é negado, a própria negação envolve algo que não é negado. O mesmo pode ser dito de uma afirmação. Isso é inevitável na lógica. O zen quer superar a lógica, quer encontrar uma afirmação superior onde não exista antítese. Portanto, no zen, Deus não é negado nem afirmado; só que não existe no zen um Deus tal como concebido pelas mentes judaicas e cristãs. Pelo mesmo motivo que o zen não é uma filosofia, também não é uma religião.

Quanto a todas aquelas imagens de vários Budas, Bodisatvas, Devas[3] e outros seres que são encontradas nos templos zen, elas são

---

3. No budismo Mahayana, *bodisatva* é o indivíduo que já atingiu um elevado grau de sabedoria e dedica-se a ajudar os outros seres a libertar-se do sofrimento. Os *devas*, na mitologia budista, são deidades benignas. (N.T.)

como tantas outras peças de madeira, pedra ou metal; são como camélias, azaleias ou lanternas de pedra no meu jardim. Reverencie a camélia que agora floresce plenamente e cultue-a se quiser, diria o zen. Há tanta religião nesse gesto quanto em se inclinar diante dos vários deuses budistas ou em borrifar água benta ou em participar da comunhão. Todas essas ações de devoção consideradas meritórias ou santificadoras pela maioria das pessoas de chamada mentalidade religiosa são artificialidades aos olhos do zen. Ele declara com ousadia que "os iogues imaculados não entram no Nirvana e que os monges que violam preceitos não vão para o inferno". Isso, para as mentes mais simples, é uma contradição à lei comum da vida moral, mas aí reside a verdade e a vida do zen. O zen é o espírito de um homem. O zen acredita em sua pureza interna e bondade. O que quer que seja acrescentado ou violentamente retirado danifica a integridade do espírito. O zen, portanto, é enfaticamente contra todo convencionalismo religioso.

Sua irreligião, contudo, é meramente aparente. Aqueles que são verdadeiramente religiosos ficarão surpresos ao descobrir que afinal há bastante religião na declaração bárbara do zen. Mas seria um erro dizer que o zen é uma religião, no sentido de que o cristianismo ou o maometismo o são. Para esclarecer meu ponto, faço a seguinte citação. Quando Sakyamuni nasceu, diz-se que ele levantou uma mão em direção ao céu e apontou para a terra com a outra, exclamando: "Acima dos céus e abaixo dos céus, sou o único que é venerável!". Ummon (Yun-men), fundador da Escola Ummon do zen, comenta sobre isso dizendo: "Se eu estivesse com ele no momento em que pronunciou isso, certamente o teria matado com um golpe e jogado o corpo às presas de um cão faminto". Que céticos jamais pensariam em fazer observações tão desvairadas a respeito de um líder religioso? Mas um dos mestres zen que seguia Ummon disse: "De fato, esta é a forma pela qual Ummon deseja servir o mundo, sacrificando tudo o que tem – corpo e mente! Quão grato ele deve ter se sentido pelo amor do Buda!".

O zen não deve ser confundido com uma forma de meditação praticada pelos seguidores do "Movimento Novo Pensamento", ou pelos Cientistas Cristãos, ou pelos Sannyasins hindus, ou por alguns budistas. Dhyana, da forma como é entendido pelo zen, não corresponde à prática realizada no zen. Um homem pode meditar sobre um assunto religioso ou filosófico enquanto se disciplina no zen, mas isso é apenas incidental; a essência do zen não está lá de forma alguma. O zen propõe disciplinar a mente, torná-la mestra de si mesma através de uma compreensão profunda de sua própria natureza. Entrar na natureza real da própria mente ou alma é o objetivo fundamental do zen-budismo. O zen, portanto, é mais do que meditação e Dhyana em seu sentido comum. A disciplina do zen consiste em abrir o olho mental para examinar a própria razão da existência.

Para meditar, um homem precisa fixar seu pensamento em alguma coisa; por exemplo, na unidade de Deus, em seu amor infinito ou na impermanência das coisas. Mas é exatamente isso que o zen deseja evitar. Se existe algo que o zen enfatize fortemente é a conquista da liberdade; ou seja, a liberdade de todas as dificuldades não naturais. A meditação é algo artificial; ela não pertence à atividade nativa da mente. Sobre o que meditam as aves do céu? Sobre o que meditam os peixes na água? Elas voam; eles nadam. Isso não é suficiente? Quem quer fixar sua mente na unidade entre Deus e o homem, ou no vazio dessa vida? Quem quer ficar preso nas manifestações diárias de sua atividade vital por meio de meditações como a bondade de um ser divino ou o fogo eterno do inferno?

Podemos dizer que o cristianismo é monoteísta e o Vedanta, panteísta; mas não podemos fazer uma afirmação similar sobre o zen. O zen não é nem monoteísta nem panteísta; o zen desafia todas essas designações. Assim, não há nenhum objeto no zen sobre o qual fixar o pensamento. O zen é uma nuvem flutuando no céu. Nenhum parafuso a prende, nenhuma corda a segura; ela se move como quer. *Por mais que se medite, não é possível manter o zen em um lugar.* A meditação não é o zen. Nem o panteísmo nem o monoteísmo fornecem ao zen seus temas de concentração. Se o zen fosse monoteísta, poderia dizer a seus seguidores para meditarem na unidade das coisas, onde todas as diferenças e desigualdades, envolvidas no brilho da luz divina que a tudo ilumina, são obliteradas. Se o zen fosse panteísta, ele nos diria que até a flor mais comum do campo reflete a glória de Deus. Mas o que o zen diz é: "Depois que todas as coisas são reduzidas à unidade, a que seria reduzido este Um?". O zen quer que a mente esteja livre e desobstruída; até a ideia de unidade ou onipresença é um obstáculo e uma corda que estrangula e ameaça a liberdade original do espírito.

O zen, portanto, não nos pede para que concentremos nosso pensamento na ideia de que um cachorro seja Deus, ou que três quilos de linho sejam divinos. Quando o zen faz isso, compromete-se com um sistema definido de filosofia e deixa de existir. O zen simplesmente sente o calor do fogo e o frio do gelo, porque quando faz frio nós trememos e porque gostamos do fogo. A sensação é tudo, como Fausto declara; toda nossa teorização fracassa em tocar a realidade. Mas "a sensação" aqui deve ser entendida no sentido mais profundo ou em sua forma mais pura. Até mesmo dizer "esta é a sensação" significa que o zen não está mais lá, pois ele desafia toda a conceitualização. Por isso é difícil compreendê-lo.

Qualquer meditação que o zen possa propor, então, será para tomar as coisas como elas são, para considerar a neve branca e o corvo negro. Quando falamos de meditação estamos na maioria dos casos nos referindo a seu caráter abstrato; ou seja, a meditação é conhecida por ser a concentração da mente em alguma proposição altamente generalizada que, na natureza das coisas, nem sempre está próxima e diretamente ligada às questões concretas da vida. O zen percebe ou sente, e não abstrai nem medita. O zen penetra e é finalmente perdido na imersão. A meditação, por outro lado, é francamente dualista e assim inevitavelmente superficial.

Um crítico[4] vê o zen como "o equivalente budista dos 'Exercícios Espirituais' de Santo Inácio de Loyola". Esse autor mostra

---

4. Arthur Lloyd: *Wheat Among the Tares*, p. 53.

uma grande inclinação para encontrar analogias cristãs para coisas budistas, e esse é um dos exemplos. Aqueles que têm algum entendimento claro do zen verão imediatamente quão distante da realidade é essa comparação. Mesmo falando superficialmente, não há sombra de similitude entre os exercícios do zen e aqueles propostos pelo fundador da Companhia de Jesus. As contemplações e orações de Santo Inácio são, do ponto de vista do zen, meramente fabricações da imaginação tecidas de maneira elaborada para o benefício da mente devota; e, na realidade, isso é como empilhar tijolos sobre tijolos na cabeça, sem ganho verdadeiro para a vida do espírito. Podemos dizer, contudo, que esses "Exercícios Espirituais" nos lembram de certa forma algumas meditações do budismo Hinayana, tais como os "Cinco Métodos para Aquietar a Mente", as "Nove Contemplações sobre a Impureza" ou os "Seis ou Dez Temas da Memória".

Às vezes define-se o zen como o "assassinato da mente e a maldição do devaneio ocioso". Esta é a afirmação de Griffis, o conhecido autor de *Religions of Japan*.[5] Não sei o que ele realmente quer dizer com "assassinato da mente", talvez tenha sido que o zen mata as atividades da mente fazendo o pensamento fixar-se em uma coisa ou induzindo ao sono? Em seu livro, Reischauer quase endossa essa visão de Griffis, afirmando que o zen é "intoxicação mística". Quereria ele dizer que o zen é intoxicado do assim chamado "Eu Superior", como Spinoza era intoxicado de Deus? Embora Reischauer não seja muito claro quanto ao significado de "intoxicação", ele pode pensar que o zen é indevidamente absorto na ideia do "Eu Superior" como realidade final desse mundo dos sentidos. É impressionante ver como são superficiais alguns dos observadores sem critérios. O zen na verdade não tem uma "mente" para assassinar; portanto, não há "assassinato da mente" no zen. O zen também não tem um "eu" como algo ao qual possamos nos apegar enquanto um refúgio;

---

5. *Studies of Buddhism in Japan*, p. 118.

assim, no zen também não há um "eu" pelo qual possamos nos tornar intoxicados.

A verdade é que o zen é extremamente evasivo no que diz respeito a seus aspectos externos; quando você pensa que conseguiu um vislumbre dele, ele não está mais lá. De longe, ele parece muito acessível; mas, logo que você se aproxima, o vê ainda mais distante do que antes. A menos que você dedique alguns anos de sério estudo para entender seus princípios primários, não se pode esperar que comece a ter uma compreensão satisfatória do zen.

"O caminho para ascender a Deus é mergulhar no próprio eu", são palavras de Hugo. "Se desejas buscar as coisas profundas de Deus, procura na profundeza do teu próprio espírito": isso vem de Ricardo de São Vitor. Quando todas essas coisas profundas são buscadas não há, afinal, um "eu" onde você possa mergulhar, não há "espírito", não há "Deus" cujas profundezas devem ser penetradas. Por quê? Porque o zen é um abismo sem fundo. O zen declara, embora de uma forma um tanto diferente: "Nada realmente existe no mundo tríplice; onde você deseja ver a mente (ou espírito = *hsin*)? Os quatro elementos são todos vazios em sua natureza fundamental; onde poderia ser a morada do Buda? Porém, veja! A verdade se descortina bem diante dos seus olhos. E isso é tudo o que há – e de fato nada mais!". Um minuto de hesitação, e o zen se perde irrevogavelmente. Todos os Budas do passado, presente e futuro podem tentar fazer com que você compreenda mais uma vez, e mesmo assim ele estará a mil quilômetros de distância. "Assassinato da mente" e "intoxicação", pois não! O zen não tem tempo para se preocupar com essas críticas.

Os críticos podem querer dizer que a mente é hipnotizada pelo zen até um estado de inconsciência e que, quando isso acontece, realiza-se a doutrina budista favorita, da vacuidade (*sunyata*), na qual o sujeito não é consciente de um mundo objetivo ou de si mesmo, perdido num vasto vazio, o que quer que seja isso. Essa interpretação também fracassa em explicar o zen corretamente. É verdade que há algumas expressões no zen que podem sugerir esse tipo de interpretação, mas para compreendê-lo devemos dar um salto aqui. O "vasto vazio" deve ser atravessado. O sujeito precisa ser despertado de um estado de inconsciência se não quiser ser enterrado vivo. O zen é atingido apenas quando a "intoxicação com o eu" é abandonada e o "bêbado" é realmente despertado para seu eu mais profundo. Se porventura se quiser "assassinar" a mente, deixe o trabalho nas mãos do zen; porque será o zen que devolverá o indivíduo assassinado e sem vida a um estado de vida eterna. "Nasçam de novo, acordem do sonho, despertem da morte, oh seus bêbados!", o zen exclamaria. Não tente, portanto, ver o zen com os olhos vendados; suas mãos são hesitantes demais para agarrá-lo. E lembre-se de que não estou usando figuras de linguagem.

Eu poderia multiplicar muitas dessas críticas se fosse necessário, mas espero que as citadas acima tenham preparado suficientemente a mente do leitor para as declarações seguintes, mais positivas, sobre o zen. A ideia básica do zen é entrar em contato com o funcionamento interno do nosso ser e fazer isso da forma mais direta possível, sem recorrer a nada adicional ou externo. Portanto qualquer coisa que lembre uma autoridade externa é rejeitada pelo zen. Fé absoluta é colocada no ser interior do próprio homem. Porque qualquer autoridade que haja no zen, tudo vem de dentro. Isso é verdade no senso mais estrito do mundo. Mesmo a faculdade de raciocínio não é considerada final ou absoluta. Ao contrário, ela impede a mente de entrar na comunicação mais direta consigo mesma. O intelecto cumpre sua missão quando trabalha como um intermediário – e o zen não tem nada a ver com um intermediário, exceto quando deseja comunicar sobre si mesmo para os outros. Por esse motivo todas as escrituras são meramente vagas e provisórias; não há finalidade nelas. O fato central da vida como é vivida é o que o zen tenta abraçar, e isso da maneira mais direta e mais vital. O zen se professa como o espírito do budismo, mas na verdade é o espírito de todas as religiões e filosofias. Quando o zen é completamente compreendido, a absoluta paz mental é atingida e o homem vive como deveria viver. O que mais esperamos?

Alguns dizem que como o zen é assumidamente uma forma de misticismo, não poderia alegar ser único na história da religião.

Talvez. Mas o zen é um misticismo de uma ordem própria. É místico no sentido de que o sol brilha, a flor desabrocha, de que eu ouço nesse momento alguém batendo num tambor na rua. Se esses são fatos místicos, o zen é repleto deles. Quando um mestre zen uma vez foi questionado sobre o que era o zen, respondeu: "seu pensamento cotidiano". Isso não é simples e muito direto? Não tem nada a ver com qualquer espírito sectário. Os cristãos bem como os budistas podem praticar o zen, assim como peixes grandes e peixes pequenos vivem contentes no mesmo oceano. O zen é o oceano, o zen é o ar, o zen é a montanha, o zen é o trovão e o raio, a flor da primavera, o calor do verão e a neve do inverno; não, mais do que isso: o zen é o homem. Com todas as formalidades, convencionalismos e acréscimos que o zen acumulou em sua longa história, seu fato central está muito vivo. O mérito especial do zen está no seguinte: que ainda somos capazes de enxergar esse fato último sem sermos influenciados por nada.

Como foi dito antes, o que torna o zen único tal como ele é praticado no Japão é um treinamento sistemático da mente. O misticismo comum tem sido um produto errático demais e distante da vida cotidiana das pessoas; isso o zen revolucionou: trouxe para a terra aquilo que estava lá no alto do céu. Com o desenvolvimento do zen, o misticismo deixou de ser místico; não é mais o produto espasmódico de uma mente anormalmente dotada. Porque o zen se revela na vida mais desinteressante e monótona de um homem comum na rua, reconhecendo o fato de viver no meio da vida tal como ela é vivida. O zen treina a mente de modo sistemático para ver isso; abre os olhos do homem para o maior mistério à medida que ele acontece a cada dia e a cada hora; engrandece o coração para abraçar a eternidade do tempo e a infinidade do espaço em cada palpitação; faz-nos viver no mundo como se andássemos no jardim do Éden; e todos esses feitos espirituais são alcançados sem recorrer a nenhuma doutrina, mas simplesmente afirmando da forma mais direta a verdade que reside no nosso ser interior.

O que quer que seja o zen, ele é prático, comum e, ao mesmo tempo, muito vivaz. Um antigo mestre, querendo mostrar o que é o zen, levantou um de seus dedos, outro chutou uma bola e um terceiro bateu no rosto de quem o interrogava. Se a verdade interior que reside profundamente em nós é assim demonstrada, não é o zen o método mais prático e direto de treinamento espiritual já utilizado por qualquer religião? E esse método prático não é também o mais original? De fato, o zen não pode ser nada além de original e criativo, porque se recusa a lidar com conceitos, mas lida com fatos vivos da vida. Quando compreendido conceitualmente, o erguer de um dedo é um dos incidentes mais comuns na vida de alguém. Mas quando visto do ponto de vista do zen, vibra com significado divino e vitalidade criativa. Enquanto o zen puder apontar para essa verdade no meio de nossa existência convencional e presa a conceitos, devemos dizer que ele tem sua razão de ser.

A citação seguinte de uma carta de Yengo (Yuan-wu em chinês, 1566-1642) pode responder, até certo ponto, à pergunta feita no início desse capítulo: "O que é o zen?".

"Ele é apresentado diante do seu rosto e, nesse momento, tudo lhe é entregue. Para uma pessoa inteligente, uma palavra deveria ser o suficiente para convencê-la da verdade disso, mas mesmo assim o erro se insinua. Muito mais quando é cometido em papel e tinta, ou dado à demonstração eloquente ou à minúcia lógica, então ele escorrega para ainda mais longe de você. A grande verdade do zen é possuída por todos. Olhe para o seu próprio ser e não o procure através dos outros. Sua própria mente está acima de todas as formas; ela é livre, silenciosa e suficiente; ela eternamente se imprime nos seus seis sentidos e quatro elementos. Em sua luz, tudo é absorvido. Silencie o dualismo de sujeito e objeto, esqueça ambos, transcenda o intelecto, rompa com o entendimento e penetre direta e profundamente na identidade da mente de Buda; fora disso não há realidades. Portanto, quando Bodhidharma veio do Oeste, ele simplesmente declarou: 'Apontando diretamente para a própria alma, minha doutrina é única, e não é obstruída pelos ensinamentos canônicos, ela é a transmissão absoluta do selo da verdade'. O zen não tem nada a ver com letras, palavras ou sutras. Ele apenas requer que você entenda diretamente o ponto e então encontre seu refúgio pacífico. Quando a mente está perturbada, a compreensão é afetada, coisas são reconhecidas, noções são consideradas, espíritos fantasmagóricos são invocados e os preconceitos crescem desenfreadamente. O zen ficará então para sempre perdido no labirinto."

"O sábio Sekiso (Shih-shuang) disse: 'Cesse todo desejo ardente; deixe o mofo crescer nos seus lábios; torne-se como um pedaço perfeito de seda imaculada; deixe que seu único pensamento seja a eternidade; permita-se ser como cinzas apagadas, frias e sem vida; mais uma vez permita-se ser como um velho incensório num templo de um vilarejo deserto!'"

"Colocando sua fé nisso, discipline-se de acordo; deixe que seu corpo e sua mente se tornem um objeto inanimado da natureza como uma pedra ou um pedaço de madeira; quando um estado de imobilidade perfeita e inconsciência for obtido, todos os sinais da vida partirão e também todo traço de limitação desaparecerá. Nem uma única ideia irá perturbar sua consciência, quando, de repente, você perceberá uma luz plena de total contentamento. É como encontrar uma luz na mais profunda escuridão; é como receber um tesouro na pobreza. Os quatro elementos e os cinco agregados[6] não são mais sentidos como fardos; tão leve, tão natural, tão livre você se torna. Sua própria existência foi libertada de todas as limitações; você se tornou aberto, leve e transparente. Você ganha uma compreensão luminosa da própria natureza das coisas, que agora parecem a você flores deslumbrantes que não têm realidades palpáveis. Aqui está manifesto o eu não sofisticado que é a face original do seu ser; aqui está desnuda a mais bela paisagem do seu local de nascimento. Há apenas uma passagem direta aberta e sem obstáculos em toda extensão. É assim quando você renuncia a tudo – seu corpo, sua vida e tudo o que pertence ao seu eu mais íntimo. É aí que você ganha paz, bem-estar, não fazer, um deleite inexprimível. Todos os sutras e sastras não são mais do que comunicações

---

6. No budismo, os cinco agregados são os aspectos que constituem o ser humano e que geram apego e sofrimento. São eles: forma material, sensação, percepção, formação mental e consciência. (N.T.)

desse fato; todos os sábios, antigos e modernos, não exauriram seu engenho e imaginação por outro propósito a não ser o de apontar o caminho para isso. É como destrancar a porta para um tesouro; quando se consegue entrar, cada objeto que aparece à sua visão é seu, cada oportunidade que se apresenta está disponível para seu uso; porque, por mais que sejam numerosas, não são todas as posses obtidas no seu ser original? Cada tesouro que existe está apenas esperando seu prazer e utilização. É isso o que se quer dizer com 'uma vez ganho, eternamente ganho, mesmo até o fim dos tempos'. Mas na verdade não há nada ganho; o que você ganhou não é ganho e ainda assim há algo verdadeiramente ganho nisso."

III. O zen é niilista?

Yeno (Hui-neng,[7] 638-713), tradicionalmente considerado o Sexto Patriarca da seita zen na China, é uma figura muito importante na história do zen. Ele é na verdade o fundador do zen como algo distinto de outras seitas budistas que existiam na China. A base estabelecida por ele como verdadeira expressão da fé zen é esta estrofe:

> Bodhi (Verdadeira Sabedoria) não é como a árvore;
> O brilho do espelho não reluz em lugar algum:
> Como não existe nada do primeiro,
> Onde é que a poeira se acumula?

Isso foi escrito em resposta a uma estrofe composta por outro monge zen que alegava ter entendido a fé em sua pureza. Seus versos dizem assim:

> Este corpo é a árvore Bodhi;
> A alma é como o brilho do espelho;
> Cuide de mantê-lo sempre limpo,
> E não deixe a poeira se acumular.

Ambos eram discípulos do Quinto Patriarca, Gunin (Hung-jen, falecido em 675); e ele pensava que Yeno compreendia corretamente o espírito do zen e, portanto, tinha mérito para usar seu manto e carregar sua tigela como seu verdadeiro sucessor no zen. Esse reconhecimento do mestre quanto ao significado da primeira estrofe de Yeno a consagra como a expressão ortodoxa da fé zen. Como parece respirar o espírito do nada, muitas pessoas acreditam que o zen advoga o niilismo. O propósito do presente capítulo é refutar isso.

---

7. Pronuncia-se "Wei-lang" no dialeto de Xangai.

É verdade que muitas passagens na literatura zen podem ser interpretadas como transmissão de uma doutrina niilista; por exemplo, a teoria de Sunyata (vacuidade).[8] Mesmo entre os estudiosos que conhecem bem o ensinamento geral do budismo Mahayana, alguns ainda se apegam à visão de que o zen é a aplicação prática da filosofia "Sanron" (*san-lun*), também conhecida como escola Madhyamika. *Sanron* significa "três tratados", que são o *Madhyamika Sastra* e *O Discurso das Doze Seções*, ambos de Nagarjuna, e o *Discurso de Cem Estrofes,* de Deva. Eles compreendem todas as doutrinas essenciais dessa escola. Nagarjuna é visto como seu fundador, e como os sutras Mahayana classificados sob o Prajnaparamita expõem visões mais ou menos similares, a filosofia dessa escola é às vezes chamada de doutrina Prajna. Eles creem, portanto, que na prática o zen pertença a essa classe; em outras palavras, o significado último do zen seria conservar o sistema Sunyata.

Até certo ponto, superficialmente ao menos, essa visão se justifica. Por exemplo, leia o seguinte:

"Venho aqui para buscar a verdade do budismo", disse um discípulo a um mestre.

"Por que busca tal coisa aqui?", respondeu o mestre. "Por que vagueia, negligenciando seu próprio tesouro precioso em casa? Não tenho nada a lhe dar, e que verdade do budismo você deseja encontrar em meu monastério? Não há nada, absolutamente nada."

Um mestre às vezes dizia: "Eu não entendo o zen. Não tenho nada aqui para demonstrar; portanto, não fique aí parado, esperando tirar alguma coisa do nada. Ilumine-se sozinho, por assim dizer. Se houver alguma coisa a alcançar, alcance-a sozinho".

De novo: "O verdadeiro conhecimento (*bodhi*) transcende todos os modos de expressão. Não há nada, desde o início, que alguém possa dizer que alcançou rumo à iluminação".

---

8. O que a teoria de Sunyata significa de verdade é explicado de certa forma em detalhes nos meus *Ensaios sobre o zen-budismo*, Série III, em "A Filosofia e a Religião do Prajnaparamita-Sutra" (p. 207-88).

Ou: "No zen não há nada a ser explicado por meio de palavras, não há nada a ser transmitido como uma doutrina sagrada. Trinta golpes se você afirma ou se você nega. Não fique em silêncio; nem seja discursivo".

A pergunta "como alguém pode sempre estar com Buda?" gerou a seguinte resposta de um mestre: "Não tenha agitação na mente; esteja perfeitamente sereno em relação ao mundo objetivo. Permanecer assim todo o tempo, em absoluto vazio e tranquilo, é a forma de estar com o Buda".

Às vezes, nos deparamos com o seguinte: "O caminho do meio é onde não há meio nem dois lados. Quando você está acorrentado ao mundo objetivo, você tem um lado; quando está perturbado em sua própria mente, você tem o outro lado. Quando nenhum desses lados existe, não existe o meio, e este é o caminho do meio".

Um mestre zen japonês que teve fama centenas de anos atrás costumava dizer aos discípulos que lhe imploravam para instruí-los sobre como escapar dos grilhões do nascimento e morte: "Aqui não há nascimento e morte".

Bodhidharma (Daruma em japonês; Tamo em chinês), o Primeiro Patriarca da seita zen na China, foi indagado por Wu, o primeiro Imperador da dinastia Liang (governou entre 502-549 d.C.), sobre o princípio mais sagrado e importante do budismo. Diz-se que o sábio respondeu: "Um amplo vazio e nada sagrado nele".

Essas são passagens extraídas aleatoriamente do vasto tesouro da literatura zen, e elas parecem ser permeadas de ideias de vazio (*sunyata*), nada (*nasti*), quietude (*santi*), não pensamento (*acinta*) e outras noções similares, todas as quais podemos considerar niilistas ou defensoras de um quietismo negativo.

Uma citação do *Prajnaparamita-Hridaya Sutra*[9] pode se provar mais espantosa do que qualquer uma das passagens acima. Na

---

9. Veja também a citação de Sekiso, *supra*, com frequência confundida com algo que advoga expressamente a doutrina da aniquilação. Para o sânscrito original, a tradução de Hsuangchuang para o chinês, e uma versão mais literária e exata em inglês, veja os meus *Ensaios sobre o zen-budismo*, Série III, p. 190-206, onde o autor dá sua própria interpretação sobre o significado desse importante sutra.

verdade, todos os sutras que pertencem à classe Prajna da literatura Mahayana são completamente imbuídos da ideia de Sunyata, e aqueles que não estão familiarizados com essa forma de pensamento ficarão surpresos, talvez sem saber como expressar seu julgamento. Este sutra, considerado o mais conciso e mais abrangente de todos os sutras Prajna, é recitado diariamente nos monastérios zen; é na verdade a primeira coisa que os monges recitam pela manhã, bem como antes de cada refeição.

"Assim, Sariputra, todas as coisas têm o atributo do vazio, elas não têm começo, não têm fim, são impecáveis e não são impecáveis, não são perfeitas e não são imperfeitas. Portanto, ó, Sariputra, aqui neste vazio não há forma, percepção, nome, conceitos, não há conhecimento. Não há olhos, orelha, nariz, língua, corpo ou mente. Não há forma, som, cheiro, sabor, toque, não há objetos... não há conhecimento, ignorância, destruição da ignorância... não há ruína nem morte; não há quatro verdades, isto é, não há dor, não há origem da dor, não há cessação da dor e não há caminho para cessar a dor. Não há conhecimento do Nirvana, nem sua obtenção, nem sua não obtenção. Portanto, ó, Sariputra, como não há obtenção do Nirvana, um homem que se aproximou do Prajnaparamita dos Bodisatvas vive livre em consciência. Quando os impedimentos da consciência são aniquilados, então ele se torna livre de todo medo, está fora do alcance da mudança, desfrutando do Nirvana final."

Lendo todas essas citações, pode-se pensar que os críticos estão certos em acusar o zen de defender a filosofia da pura negação, mas nada está tão distante do zen quanto essa crítica implicaria. Porque o zen sempre tem como objetivo compreender o fato central da vida, que jamais poderá ser trazido à mesa de dissecação do intelecto. Para compreender esse fato central da vida, o zen é forçado a propor uma série de negações. A mera negação, contudo, não é o espírito do zen, mas como estamos tão acostumados à forma dualística de pensar, esse erro intelectual precisa ser cortado pela raiz. Naturalmente o zen proclamaria: "Não isso, não aquilo, não qualquer coisa". Mas podemos insistir em perguntar ao zen o que sobra depois de todas essas negações, e o mestre nessa ocasião provavelmente nos daria um tapa na cara, exclamando: "Seu tolo, o que é isso?". Alguns podem considerar essa ação apenas uma desculpa para fugir do dilema ou tão somente um exemplo prático de falta de educação. Mas quando o espírito do zen é compreendido em sua pureza, pode-se ver como o tapa é uma coisa real. Porque nele não há negação nem afirmação, mas um simples fato, uma experiência pura, a própria fundação do nosso ser e pensamento. Todo o silêncio e o vazio que alguém pode desejar no meio da atividade mental mais agitada residem nisso. Não se deixe levar por nada externo ou convencional. O zen precisa ser tomado com as mãos nuas, sem luvas.

O zen é obrigado a recorrer à negação por causa de nossa ignorância inata (*avidya*), que se agarra de forma tenaz à mente como roupas molhadas ao corpo. A "ignorância"[10] é aceitável até certo ponto, mas não deve sair de sua própria esfera. "Ignorância" é outro nome para o dualismo lógico. A neve é branca e o corvo é negro. Mas essas coisas pertencem ao mundo e à sua forma ignorante de falar. Se quisermos chegar à verdade das coisas, devemos vê-las a partir do ponto onde este mundo ainda não foi criado, onde a consciência disso e daquilo ainda não foi despertada e onde a mente está absorta em sua própria identidade, ou seja, em sua serenidade e vazio. Este é um mundo de negações, mas que leva a uma afirmação superior ou absoluta – uma afirmação no meio das negações. A neve não é branca, o corvo não é negro, mas cada uma dessas coisas em si mesmas é branca ou negra. É aí que nossa linguagem cotidiana fracassa em transmitir o significado exato tal como concebido pelo zen.

O zen aparentemente nega; mas ele vive nos mostrando o que está de fato bem diante dos nossos olhos; e se não entendemos isso por nós mesmos é por nossa culpa. A maior parte das pessoas, cuja visão mental é obscurecida pelas nuvens da ignorância, passa por

---

10. Isso deve ser considerado como correspondente à *Enantiodromia* de Heráclito, a função reguladora da antítese.

isso sem perceber e recusa-se a olhar. Para elas o zen é, de fato, niilismo, só porque elas não o veem. Quando Obaku (Hugan-po, falecido em 850) estava prestando reverência ao Buda no santuário, um pupilo seu aproximou-se e disse: "Uma vez que o zen diz para não buscá-lo por intermédio do Buda, do Dharma, ou da Sangha,[11] por que você se inclina para o Buda como se desejasse receber alguma coisa através desse ato de devoção?".

"Eu não o busco", respondeu o mestre, "por intermédio do Buda, do Dharma, ou da Sangha; eu apenas continuo praticando este ato de devoção ao Buda".

O discípulo resmungou: "Qual é a utilidade, de todo modo, de parecer tão devoto?".

O mestre deu-lhe um tapa na cara, ao que o discípulo disse: "Como você é rude!".

"Você sabe onde está?", exclamou o mestre. "Não tenho tempo para me preocupar com o que a rudeza ou a polidez significam." E, com isso, outro tapa foi dado.

Leitores inteligentes verão nessa atitude de Obaku algo que ele está ansioso para comunicar, apesar de sua aparente aspereza para com seu discípulo. Ele proíbe externamente, mas em espírito está afirmando. Isso deve ser compreendido se quisermos entender o zen.

A atitude do zen em relação ao culto formal a Deus pode ser descoberta mais claramente a partir das observações de Joshu (Chao-chou, 778-897) a um monge que estava se inclinando reverentemente diante de Buda. Quando Joshu deu um tapa no monge, o último disse: "Não é algo louvável cultuar o Buda?"; "Sim", respondeu o mestre, "mas é melhor viver sem nem mesmo algo louvável". Essa atitude sugere qualquer coisa niilista e iconoclasta? Superficialmente, sim; mas, se mergulharmos fundo no espírito de Joshu, nas profundezas de onde essa afirmação partiu, nos veremos

---

11. Dharma é o conjunto dos princípios que regem a vida espiritual dos seres humanos e também se refere aos ensinamentos do Buda; Sangha é a comunidade de praticantes do Dharma. (N.T.)

diante de uma afirmação absoluta muito além do horizonte da nossa compreensão discursiva.

Hakuin (1685-1768), fundador do moderno zen japonês, quando ainda era um jovem monge ansioso por dominar o zen, teve uma entrevista com o venerável Shoju. Hakuin pensava que compreendia totalmente o zen e estava orgulhoso de sua conquista, e essa entrevista com Shoju tinha na verdade o objetivo de demonstrar sua própria compreensão. Shoju perguntou-lhe quanto ele sabia do zen. Hakuin respondeu fastidiosamente: "Se houver qualquer coisa que eu possa tocar, tirarei tudo isso de dentro de mim". Dizendo isso, agiu como se fosse vomitar. Shoju segurou firme o nariz de Hakuin e disse: "O que é isso? Por acaso eu não toquei isso, afinal?". Que os nossos leitores possam ponderar com Hakuin sobre essa entrevista e descobrir por si mesmos o que é este algo demonstrado tão realisticamente por Shoju.

O zen não é todo negação, deixando a mente completamente vazia como se fosse puro nada; porque isso seria suicídio intelectual. Há no zen algo assertivo, que, contudo, sendo livre e absoluto, não conhece limitações e que se recusa a ser tratado no campo da abstração. O zen é um fato vivo, não é como uma rocha inorgânica ou como um espaço vazio. Entrar em contato com esse fato vivo – ou melhor, empossar-se dele em cada fase da vida – é o objetivo de toda a disciplina zen.

Nansen (Nan-chuan, 748-834) foi uma vez inquirido por Hyakujo (Pai-chang, 720-814), um de seus irmãos monges, sobre se havia alguma coisa que ele não ousava dizer para os outros. O mestre respondeu "sim".

Daí o monge continuou: "Então o que é esta coisa sobre a qual você não fala?".

A resposta do mestre foi: "Não é a mente, nem o Buda, nem a matéria".

Esta parece ser a doutrina do vazio absoluto, mas mesmo aqui observamos um vislumbre de algo que se revela através da negação. Observe o diálogo seguinte que aconteceu entre os dois. O monge disse:

"Se é assim, você já falou sobre isso."
"Não posso fazer melhor. O que você diria?"
"Não sou um grande iluminado", respondeu Hyakujo.
O mestre disse: "Bem, já falei demais sobre isso".

Esse estado de consciência interior, sobre o qual não podemos fazer nenhuma afirmação lógica, deve ser alcançado antes que possamos ter uma conversa inteligente sobre o zen. As palavras são apenas um indicador para esse estado; através delas podemos penetrar em seu significado, mas não busque um guia absoluto nas palavras. Tente ver primeiro em que estado mental os mestres zen estão agindo. Eles não estão dizendo todos aqueles aparentes absurdos ou, como alguns podem achar, todas aquelas tolas trivialidades, apenas para satisfazer aos seus caprichosos humores. Eles têm certa base firme de verdade obtida a partir de uma profunda experiência pessoal. Há, em todas as suas atitudes aparentemente loucas, uma demonstração sistemática da verdade mais vital. Quando visto a partir dessa verdade, até o movimento do universo inteiro não é mais relevante do que o voo de um mosquito ou o abanar de um leque. O que importa é ver um espírito atuando através de tudo isso, o que é uma afirmação absoluta, sem nenhuma partícula de niilismo nela.

Um monge perguntou a Joshu: "O que você diria se eu chegasse a você com nada?".

Joshu disse: "Arremesse ao chão".

O monge protestou: "Eu disse que eu não tinha nada; o que eu devo soltar?".

"Se for assim, leve embora", foi a resposta de Joshu.

Joshu assim expôs simplesmente como é infrutífera uma filosofia niilista. Para atingir o objetivo do zen, até a ideia de "não ter nada" deve ser eliminada. Buda se revela quando não é mais afirmado; ou seja, para alcançar o Buda deve-se desistir do Buda. Esta é a única forma de chegar à compreensão da verdade do zen. Enquanto alguém estiver falando sobre o nada ou o absoluto está bem longe do zen e sempre se afastando dele. Mesmo o apoio de Sunyata precisa ser descartado. A única forma de ser salvo é se jogar diretamente no abismo sem fundo. E isso, sem dúvida, não é tarefa fácil.

Esta é uma afirmação categórica de Yengo (ver p. 30): "Nenhum Buda jamais apareceu na Terra; nem há nada a ser transmitido como uma doutrina sagrada. Bodhidharma, o Primeiro Patriarca do zen, nunca veio ao Oriente, nunca transmitiu nenhuma doutrina secreta através da mente; só as pessoas do mundo, sem entender o que tudo isso significa, buscam a verdade fora de si mesmas. Que pena que a coisa que elas buscam com tanto afinco está sendo pisoteada por seus próprios pés! Isso não é para ser compreendido pela sabedoria de todos os sábios. Contudo, vemos a coisa e ainda assim ela não é vista; ouvimo-la e ainda assim ela não é ouvida; falamos sobre ela e ainda assim não se fala sobre ela; conhecemo-la e ainda assim ela não é conhecida. Deixe-me perguntar, como isso acontece?".

Isso é uma interrogação como aparenta ser? Ou é na verdade uma declaração afirmativa descrevendo uma certa atitude definida da mente?

Portanto, quando o zen nega, não é necessariamente uma negação no sentido lógico. O mesmo pode ser dito de uma afirmação. A ideia é que o fato derradeiro da experiência não deve ser escravizado por nenhuma lei artificial ou esquemática de pensamento nem por nenhuma antítese de "sim" e "não" nem por nenhuma fórmula definitiva da epistemologia. É evidente que o zen comete absurdidades e irracionalidades o tempo todo; mas isso apenas aparentemente. Não admira que ele não escape das consequências naturais – equívocos, interpretações erradas e ridículos com frequência maliciosos. A acusação de niilismo é apenas um desses casos.

Quando Vimalakirti perguntou a Manjusri qual era a doutrina da não dualidade tal como vivenciada por um bodisatva, Manjusri respondeu: "Da forma como entendo, a doutrina é vivenciada quando alguém olha para as coisas além de todas as formas de expressão e demonstração e transcendendo o conhecimento e o argumento. Esta é a minha compreensão; posso perguntar qual é a sua?". Vimalakirti, assim questionado, permaneceu completamente em silêncio. A resposta mística – ou seja, fechar os lábios – parece ser a única forma de sairmos das dificuldades nas quais o zen costuma se ver envolvido quando é pressionado a dar uma declaração. Portanto, Yengo (Yuan-wu), comentando sobre o episódio acima, tem a dizer o seguinte:

"Digo 'sim', e não há nada a ser afirmado; eu digo 'não', e não há nada a ser negado. Estou acima do 'sim' e do 'não', esqueço o que se ganha e o que se perde. Há apenas um estado de absoluta pureza, um estado de completa nudez. Diga-me o que deixou para trás e o que vê à frente. Um monge pode sair da assembleia e dizer: 'Vejo o salão do Buda e o portão do templo à minha frente, minha cela de dormir e a sala de estar atrás'. Este homem tem o olho interno aberto? Quando você puder discerni-lo, admitirei que teve de fato uma entrevista pessoal com os antigos sábios."

Quando o silêncio não é proveitoso, devemos dizer, citando Yengo: "O portão do Céu se abre acima e um fogo inextinguível queima abaixo"? Isso deixa claro o significado final do zen, não sufocado pelo dualismo do "sim" e do "não"? De fato, enquanto ainda houver um resquício de consciência a respeito disso e daquilo, *meum et tuum*, ninguém poderá chegar à compreensão total do zen, e os sábios de antigamente aparecerão como aqueles com quem não temos nada em comum. O tesouro interior continuará para sempre enterrado.

Um monge perguntou: "De acordo com Vimalakirti, aquele que deseja a Terra Pura precisa ter a mente purificada; mas o que é a mente purificada?". O mestre zen respondeu: "Quando a mente é absolutamente pura você tem uma mente purificada, e diz-se que uma mente é absolutamente pura quando ela está acima da pureza e da impureza. Você quer saber como isso pode ser realizado? Tenha sua mente inteiramente vazia em todas as condições, então você terá pureza. Mas quando isso for alcançado, não nutra nenhum pensamento sobre isso, ou então terá a não pureza. Novamente, quando esse estado de não pureza for atingido, não nutra nenhum pensamento sobre ele e você estará livre da não pureza. Isso é pureza absoluta". Agora, a pureza absoluta é uma afirmação absoluta, uma vez que está acima da pureza e da não pureza e ao mesmo tempo unifica as duas numa forma mais elevada de síntese.

Não há nisso negação nem tampouco contradição. O objetivo do zen é realizar essa forma de unificação na vida cotidiana real, e não tratar a vida como uma espécie de exercício metafísico. É sob essa luz que todas as "Perguntas e Respostas" (*Mondo*) do zen devem ser consideradas. Não há objeções, não há jogo de palavras, não há sofismas; o zen é o assunto mais sério do mundo.

Deixe-me concluir este capítulo com a seguinte citação[12] de um dos primeiros escritos zen. Doko (Tao-kwang), um filósofo budista e estudante do Vijnaptimatra (idealismo absoluto), chegou a um mestre zen e perguntou:

"Com que condição mental alguém deve disciplinar-se na verdade?"

Disse o mestre zen: "Não há mente a ser condicionada e nenhuma verdade na qual ser disciplinado".

"Se não há mente a ser condicionada nem verdade na qual ser disciplinado, por que você tem uma reunião diária de monges que estão estudando o zen e disciplinando a si mesmos na verdade?"

O mestre respondeu: "Não tenho um centímetro de espaço sobrando, onde eu poderia realizar um encontro de monges? Não tenho língua, como seria possível aconselhar os outros a virem a mim?".

O filósofo então exclamou: "Como pode dizer uma mentira dessas para mim?".

"Se não tenho língua para aconselhar os outros, é possível dizer uma mentira?"

Doko falou, desesperando-se: "Não consigo seguir seu raciocínio".

"Nem eu entendo a mim mesmo", concluiu o mestre zen.

---

12. Isso foi retirado de uma obra de Daiju Yekai (Tai-chu Huihai), discípulo de Baso (Ma-tsu, falecido em 738).

IV. Zen ilógico

> Vou de mãos vazias, mas, veja, a pá está em minhas mãos;
> Ando a pé e, no entanto, no lombo de um boi estou montado;
> Quando passo pela ponte,
> Veja, não é a água que flui, mas sim a ponte.

Este é o famoso *gatha* (poema) de Jenye (Shan-hui, 497-469 d.C.), comumente conhecido como Fudaishi (Fu-tai-shih), que resume o ponto de vista sustentado pelos seguidores do zen. Embora de forma alguma ele esgote tudo o que o zen ensina, indica vividamente a direção que ele segue. Aqueles que desejam ter uma compreensão intelectual, se possível, sobre a verdade do zen, devem primeiro entender o que essa estrofe significa de verdade.

Nada pode ser mais ilógico e contrário ao senso comum do que essas quatro linhas. O crítico ficaria inclinado a chamar o zen de absurdo, confuso, além do alcance do raciocínio comum. Mas o zen é inflexível e protestaria, declarando que o chamado senso comum de ver as coisas não é final e que a razão pela qual não podemos alcançar uma compreensão absoluta da verdade deve-se à nossa adesão desmedida à interpretação "lógica" das coisas. Se realmente quisermos compreender a vida, devemos abandonar nossos estimados silogismos, devemos adquirir uma nova forma de observação pela qual poderemos escapar da tirania da lógica e da parcialidade da nossa fraseologia cotidiana. Por mais paradoxo que possa parecer, o zen insiste que a pá deve ser carregada pelas suas mãos vazias e que não é a água, mas sim a ponte que está fluindo sob seus pés.

Essas, contudo, não são as únicas afirmações irracionais que o zen faz. Há muitas outras mais, igualmente surpreendentes. Alguns podem declarar que o zen é irrevogavelmente insano ou tolo. De fato, o que nossos leitores diriam sobre afirmações como as que seguem?

"Quando Tom bebe, Dick fica bêbado."

"Quem é o professor de todos os Budas, passados, presentes e futuros? O cozinheiro John."

"Ontem à noite um cavalo de pau relinchou e um homem de pedra deu uma cambalhota."

"Olhe, uma nuvem de poeira está se levantando do oceano e o ruído das ondas é ouvido sobre a terra."

Às vezes o zen lhe fará questões como as seguintes:

"Está chovendo agora; como você faria parar?"

"Quando duas mãos batem palmas, um som é produzido: ouça o som de uma mão. Se você ouviu o som de uma mão, pode me fazer ouvir também?"

"Quando vemos ao nosso redor montanhas altas e mares preenchendo lugares vazios, por que lemos nos sutras sagrados que o Dharma é a similaridade e que não há nada alto, nada baixo?"

Será que os seguidores do zen perderam o juízo? Ou eles são dados à mistificação deliberada? Será que todas essas afirmações não têm um significado íntimo, nenhuma significação edificante exceto produzir confusão em nossas mentes? O que o zen está realmente nos levando a compreender através dessas aparentes trivialidades e irracionalidades? A resposta é simples. O zen quer que adquiramos um ponto de vista inteiramente novo para olhar os mistérios da vida e os segredos da natureza. Isso porque o zen chegou à conclusão definitiva de que o processo lógico comum do raciocínio é impotente para conceder a satisfação final de nossas profundas necessidades espirituais.

Nós geralmente pensamos que "A é A" é absoluto e que as proposições "A é não A" ou "A é B" são impensáveis. Nós nunca fomos capazes de romper com essas condições da compreensão: elas eram rígidas demais. Mas agora o zen declara que palavras são palavras e nada mais. Quando as palavras cessam de corresponder aos fatos, chega a hora de rompermos com as palavras e retornar aos fatos. Enquanto a lógica tiver seu valor prático, deve-se fazer uso dela; mas quando ela deixa de funcionar, ou quando tenta ir além dos seus próprios limites, devemos gritar: "Alto lá!". Desde o despertar da consciência, buscamos resolver os mistérios do ser e saciar nossa sede pela lógica através do dualismo de "A" e "não A"; ou seja, chamando uma ponte de ponte, fazendo a água fluir e a poeira levantar-se da terra; mas, para nossa grande frustração, nunca conseguimos obter paz de espírito, felicidade perfeita nem compreensão ampla da vida e do mundo. Chegamos ao ponto, por assim dizer, de perder a razão. Não podemos dar nem mais um passo que nos leve a um campo mais amplo da realidade. As agonias mais íntimas da alma não podem ser expressas em palavras quando, de repente, a luz toma conta do nosso ser inteiro. Este é o começo do zen. Porque aí então percebemos afinal que "A é não A", que a lógica é parcial, que a chamada ilogicidade não é, em última análise, necessariamente ilógica; o que é superficialmente irracional tem sua própria lógica afinal, que corresponde ao verdadeiro estado das coisas. "De mãos vazias eu vou, mas, veja, a pá está em minhas mãos!" Com isso ficamos perfeitamente felizes, porque essa estranha contradição é o que estivemos buscando o tempo todo desde a aurora do intelecto. A aurora do intelecto não significa a afirmação do intelecto, mas sua transcendência. O significado da proposição "A é A" é percebido apenas quando "A é não A". Ser é não ser – esta é a lógica do zen e satisfaz todas as nossas aspirações.

"A flor não é vermelha, o carvalho não é verde." Isso é visto pelos devotos do zen com profunda satisfação. Enquanto pensarmos que a lógica é final, estaremos acorrentados, não teremos liberdade de espírito e perderemos de vista os fatos reais da vida. Agora, contudo, temos a chave para toda a situação; somos senhores das realidades; as palavras abdicaram de seu domínio sobre nós. Se nós ficamos satisfeitos em não chamar uma pá de pá, temos perfeitamente o direito de fazer isso; uma pá não precisa sempre ser uma pá; e, além do mais, de acordo com o mestre zen, isso expressa mais corretamente o estado de realidade que se recusa a ficar amarrado a nomes.

Esse rompimento com a tirania dos nomes e da lógica é ao mesmo tempo emancipação espiritual; porque a alma não está mais dividida contra si mesma. Ao adquirir a liberdade intelectual, a alma tem a posse total de si mesma; nascimento e morte não a atormentam mais; porque não existem tais dualidades em parte alguma;

vivemos mesmo através da morte. Até aqui estivemos olhando para as coisas em seu aspecto contraditório e diferenciador, e assumimos uma atitude em relação a elas de acordo com essa visão, ou seja, mais ou menos antagônica. Mas isso foi revolucionado e finalmente atingimos o ponto em que o mundo pode ser visto, por assim dizer, por dentro. Portanto, "as árvores de ferro estão em pleno florescer"; e "em meio à chuva que cai, não estou molhado". A alma assim se torna inteira, perfeita e repleta de felicidade.

O zen trata de fatos e não de suas representações lógicas, verbais, preconceituosas e falhas. A simplicidade direta é a alma do zen; daí sua vitalidade, liberdade e originalidade. O cristianismo fala bastante da simplicidade do coração e outras religiões fazem o mesmo, mas isso nem sempre significa ser franco ou tolo. No zen, significa não se enredar em sutilezas intelectuais, não se deixar levar pelo raciocínio filosófico – que com frequência é ingênuo e cheio de sofismas. Significa, portanto, reconhecer os fatos como fatos e saber que palavras são palavras e nada mais. O zen costuma comparar a mente a um espelho sem manchas. Ser simples, portanto, de acordo com o zen, é manter esse espelho sempre brilhante e limpo, pronto para refletir pura e simplesmente o que quer que se coloque à sua frente. O resultado será reconhecer que uma pá é uma pá e que ao mesmo tempo não é uma pá. Reconhecer apenas o primeiro é uma visão de senso comum e não há zen até que o segundo também seja admitido junto com o primeiro. A visão de senso comum é simplória e domesticada, enquanto a do zen é sempre original e estimulante. Cada vez que o zen se afirma, as coisas são revigoradas; há um ato de criação.

O zen considera que somos escravizados demais pelas palavras e pela lógica. Enquanto permanecemos assim acorrentados, somos miseráveis e passamos por sofrimentos inenarráveis. Mas se quisermos ver algo que realmente valha a pena conhecer, que nos conduza à felicidade espiritual, devemos definitivamente nos empenhar em nos libertar de todas as condições; devemos ver se não conseguimos conquistar um novo ponto de vista a partir do qual o mundo pode ser examinado em sua totalidade e a vida compreendida por dentro. Essa consideração nos compele a mergulhar profundamente no abismo do "sem nome" e a nos apropriarmos diretamente do espírito enquanto ele está envolvido no trabalho de criação do mundo. Aqui não há lógica, não há filosofar; aqui não há distorção dos fatos para que se adéquem às nossas medidas artificiais; aqui não há assassinato da natureza humana para submetê-la a dissecações intelectuais; um espírito fica face a face com outro espírito como dois espelhos de frente um para o outro e não há nada que intervenha entre seus reflexos mútuos.

Nesse sentido o zen é preeminentemente prático. Não tem nada a ver com abstrações ou com as sutilezas da dialética. Ele toma a pá que está à sua frente e, segurando-a, faz a seguinte declaração: "Eu seguro uma pá, mas não a seguro". Nenhuma referência é feita a Deus ou à alma; não se fala sobre o infinito ou sobre a vida depois da morte. Segurar uma pá comum, uma das coisas mais banais de se ver ao nosso redor, desvenda todos os segredos que encontramos na vida. E nada mais se deseja. Por quê? Porque o zen abriu agora uma nova abordagem para a realidade das coisas. Quando se compreende uma simples flor na fresta do muro, compreende-se o universo inteiro e todas as coisas dentro e fora dele. No zen, a pá é a chave de todo o enigma. Como é fresca e cheia de vida a forma com que o zen lida com as questões mais complicadas da filosofia!

Um famoso padre cristão do início da Idade Média exclamou certa vez: "Pobre Aristóteles! Tu que descobriste para os hereticos a arte da dialética, a arte de construir e destruir, a arte de discutir todas as coisas sem realizar nada!". Muito barulho por nada, na verdade! Vejam como os filósofos de todas as eras contradizem uns aos outros depois de empregar toda sua perspicácia lógica e engenhosidade analítica nos chamados problemas da ciência e do conhecimento. Não admira que o mesmo velho sábio, querendo acabar de uma vez por todas com essas discussões infrutíferas, ousou jogar a seguinte bomba bem no meio daqueles construtores de castelos de areia: *"certum est quia impossibile est"*; ou, mais logicamente, *"credo quia absurdum est"*. Acredito porque é irracional – isso não é uma confirmação absoluta do zen?

Um velho mestre apresentou seu bastão diante de um grupo de monges e disse: "Ó, monges, vocês veem isso? Se veem, o que é que veem? Vocês diriam: 'É um bastão'? Se disserem isso, são pessoas comuns, não têm o zen. Mas se disserem: 'Não vemos nenhum bastão', então eu diria: 'Aqui está um, como vocês podem negar o fato?'". Não há frivolidades no zen. A menos que tenham um terceiro olho aberto para ver o segredo mais íntimo das coisas, não poderão estar na companhia dos antigos sábios. O que é esse terceiro olho que vê o bastão e ao mesmo tempo não o vê? Onde alguém consegue essa percepção ilógica das coisas?

O zen diz: "O Buda pregou durante quarenta e nove anos e mesmo assim sua 'ampla língua (*tanujihva*) nunca se moveu". É possível falar sem mexer a língua? Por que esse absurdo? A explicação dada por Gensha (Hsua-sha, 831-908) é a seguinte: "Todos aqueles de inclinação devota dizem abençoar os outros de todas as formas possíveis; mas quando encontram três tipos de inválidos, como lidam com eles? O cego não pode ver nem se um bastão ou um malho lhe for mostrado; o surdo não pode ouvir por mais refinada que seja a pregação; e o mudo não pode falar por mais que o incitem a isso. Mas se essas pessoas que sofrem severamente não puderem ser de certa forma beneficiadas, para que serve afinal o budismo?". A explicação não parece explicar nada afinal. Talvez o comentário de Butsugen (Fo-yen) possa iluminar um pouco mais a questão. Ele disse a seus discípulos: "Cada um de vocês tem um par de orelhas; o que já ouviram com elas? Cada um de vocês tem uma língua; o que já pregaram com ela? De fato, vocês nunca falaram, vocês nunca ouviram, vocês nunca viram. De onde então vêm todas essas formas, vozes, odores e sabores?" (ou seja, de onde vem este mundo?).

Se essa observação nos deixa no mesmo lugar onde estávamos antes, vejamos se Ummon (Yun-men, falecido em 966), um dos maiores mestres zen que já viveu, pode nos ajudar. Um monge pediu para Ummon que o iluminasse a respeito da observação de Gensha. Ummon ordenou que ele primeiro o cumprimentasse formalmente. Quando o monge se levantou depois de se prostrar no chão, Ummon ameaçou empurrá-lo com seu bastão, e o monge deu um passo para trás. O mestre disse: "Você não é cego, então". Ele pediu ao monge que se aproximasse, e este o fez. O mestre disse: "Você não é surdo, então". Ele finalmente perguntou ao monge se ele entendia qual era o significado de tudo aquilo, e o monge respondeu: "Não, senhor". Ummon então concluiu: "Você não é mudo, então".

Com todos esses comentários e gestos, ainda estamos viajando por uma *terra incógnita*? Se sim, não há outro caminho a não ser voltar ao começo e repetir a estrofe:

Vou de mãos vazias, mas, veja, a pá está em minhas mãos;
Ando a pé e, no entanto, no lombo de um boi estou montado.

Mais algumas palavras: o fato de a lógica ter entrado de forma tão disseminada na vida, fazendo a maioria de nós concluir que a lógica é a vida e que sem ela a vida não tem significado é a razão pela qual o zen é tão veemente no seu ataque à lógica e por que o presente trabalho trata primeiro dos aspectos ilógicos do zen. O mapa da vida foi delineado de forma tão definitiva e abrangente pela lógica que o que temos de fazer é simplesmente segui-lo, e não devemos pensar em violar as leis do pensamento, que são finais. Tal visão geral da vida passou a ser sustentada pela maioria das pessoas, embora eu deva dizer que na verdade elas estão constantemente violando o que acreditam ser inviolável. Quer dizer, elas estão "segurando uma pá e não a segurando", elas estão fazendo a soma de dois mais dois valer às vezes três, às vezes cinco; só que não estão conscientes desse fato e imaginam que suas vidas são lógica ou matematicamente reguladas. O zen pretende invadir essa cidadela de confusão e mostrar que vivemos psicológica ou biologicamente, e não logicamente.

Existe na lógica um traço de esforço e dor; a lógica é autoconsciente. Assim como a ética, que é a aplicação da lógica aos fatos da vida. Um homem ético desempenha atos de serviço que são dignos de elogio, mas está todo o tempo consciente deles e, além disso, pode com frequência pensar em uma recompensa futura. Assim podemos dizer que sua mente está manchada e nada pura, por mais que seus feitos sejam bons objetiva ou socialmente. O zen abomina isso.

A vida é uma arte e, como a arte perfeita, deve esquecer-se de si mesma; não deve haver nenhum traço de esforço ou sentimento doloroso. A vida, de acordo com o zen, deve ser vivida como um pássaro voa pelo ar ou um peixe nada na água. Logo que existam sinais de elaboração, o homem está condenado, ele não é mais um ser livre. Você não está vivendo como deveria viver, você sofre sob a tirania das circunstâncias; você sente uma espécie de restrição e perde sua independência. O zen tem como objetivo preservar sua vitalidade, sua liberdade natural e acima de tudo a completude do seu ser. Em outras palavras, o zen quer viver a partir de dentro. Não ser preso a regras, mas criar as regras próprias de cada um – esse é o tipo de vida que o zen está tentando nos fazer viver. Daí suas declarações ilógicas, ou melhor, superlógicas.

Em um de seus sermões, um mestre zen[13] declara: "Dizem que os sutras ensinados pelo Buda durante sua vida chegam a cinco mil e quarenta e oito fascículos; eles incluem a doutrina do vazio e a doutrina do ser; há ensinamentos de compreensão imediata e de desenvolvimento gradual. Isso não é uma afirmação?".

"Mas, de acordo com Yoka,[14] 'não há seres sencientes, não há Budas; sábios tão numerosos quanto as areias do Ganges não passam de bolhas no mar; sábios e notáveis do passado são como raios de um relâmpago'. Isso não é uma negação?"

"Ó, meus discípulos, se disserem que há, vão contra Yoka; se disserem que não há, contradizem seu velho mestre Buda. Se ele estivesse aqui conosco, então como resolveria o dilema? Se vocês sabem, contudo, exatamente onde estamos, conversaríamos com Buda de manhã e o saudaríamos à noite. Se, por outro lado, confessarem sua ignorância, permitirei que compreendam o segredo. Quando eu digo que não há, isso não necessariamente significa uma negação; quando eu digo que há, isso tampouco significa uma afirmação. Virem-se para o leste e olhem para a terra ocidental; virem-se para o sul e a estrela do norte lá estará despontando!"

---

13. Goso Hoyen (Fa-yen de Wu-tsu-shan).
14. Yung-chia em sua "Canção da Iluminação".

V. Zen, uma afirmação superior

Certa vez, Shuzan (Shou-shan, 926-992) segurou seu *shippe*[15] diante de um grupo de discípulos e declarou: "Chamem isso de *shippe* e estarão afirmando; não o chamem de *shippe* e estarão negando. Agora, sem afirmar ou negar, do que o chamariam? Falem, falem!". Um dos discípulos saiu das fileiras, pegou o *shippe* do mestre e, quebrando-o em dois, exclamou: "O que é isso?".

Para aqueles que estão acostumados a lidar com abstrações e temas elevados, isso pode parecer uma questão bastante trivial. Afinal, o que filósofos altamente instruídos terão a ver com um insignificante pedaço de bambu? O que importa para esses estudiosos absortos em profunda meditação se o objeto é chamado de um bastão de bambu ou não, se está quebrado ou jogado ao chão? Mas, para os seguidores do zen, essa declaração de Shuzan está repleta de significado. Se de fato entendermos o estado de espírito com o qual ele propôs essa questão, teremos alcançado nossa primeira entrada no domínio do zen. Muitos mestres zen seguiram o exemplo de Shuzan e, segurando seu *shippe*, exigiram de seus pupilos uma resposta satisfatória.

Para falar de forma abstrata, o que talvez seja mais aceitável para a maior parte dos leitores, a ideia é atingir uma afirmação superior à antítese lógica da afirmação e negação. Geralmente não ousamos ir além da antítese apenas porque acreditamos que não podemos. A lógica nos intimidou de tal forma que nos encolhemos e tremermos sempre que seu nome é mencionado. Por ter sido colocada para trabalhar desde o despertar do intelecto sob a rígida disciplina do dualismo lógico, a mente recusa-se a se livrar de sua canga imaginária. Nunca nos ocorreu que é possível escapar dessa limitação intelectual autoimposta; de fato, jamais podemos esperar

---

15. Um bastão de cerca de 45 centímetros de comprimento, feito de bambu partido amarrado com ratã.

viver uma verdadeira vida de liberdade a menos que rompamos com a antítese do "sim" e "não". E a alma sempre clamou por isso, esquecendo que afinal não é tão difícil atingir uma forma superior de afirmação onde não existem distinções contraditórias entre negação e afirmação. É através do zen que essa afirmação superior é finalmente alcançada por meio de um bastão de bambu na mão do mestre zen.

Não é preciso dizer que esse bastão assim apresentado pode ser qualquer uma entre a miríade de coisas existentes nesse mundo dos sentidos. Nesse bastão encontramos todas as existências possíveis e todas nossas experiências possíveis concentradas. Quando o conhecemos – esse prosaico pedaço de bambu –, sabemos toda a história da forma mais completa. Segurando-o em minha mão, seguro todo o universo. Qualquer declaração que eu faça sobre ele é também feita sobre tudo o mais. Quando um ponto é conquistado, todos os outros pontos vêm junto. Como a filosofia Avatamsaka (Kegon) ensina: "O Um abraça Tudo, e Tudo é absorvido no Um. O Um é Tudo, e Tudo é o Um. O Um penetra Tudo, e Tudo está no Um. É assim com cada objeto, com cada existência". Mas, repare, aqui não há panteísmo, nem a teoria da identidade. Porque quando o bastão de bambu é apresentado à sua frente, é apenas o bastão, não há universo resumido nele, nem o Tudo, nem o Um; mesmo quando se afirma que "eu vejo o bastão" ou que "aqui está um bastão", todos erramos o alvo. O zen não está mais lá, muito menos a filosofia do Avatamsaka.

Falei da ilogicidade do zen num dos capítulos precedentes; o leitor agora saberá por que o zen se coloca em oposição à lógica, formal ou informal. Não é objetivo do zen parecer ilógico para seu benefício próprio, mas sim para fazer as pessoas saberem que a coerência lógica não é final e que há uma certa afirmação transcendental que não pode ser atingida pela mera habilidade intelectual. A rotina intelectual do "sim" e "não" é bastante cômoda quando as coisas seguem seu curso regular; mas, assim que a questão última da vida se apresenta, o intelecto falha em respondê-la de forma satisfatória. Quando dizemos "sim", afirmamos e, ao afirmar, nos limitamos. Quando dizemos "não", negamos, e negar é exclusão. Exclusão e limitação, que afinal são a mesma coisa, assassinam a alma; porque não é a vida da alma que se dá em perfeita liberdade e perfeita unidade? Não há liberdade ou unidade em exclusão ou em limitação. O zen está bem ciente disso. De acordo com as demandas da nossa vida interior, portanto, o zen nos leva a um reino absoluto onde não há qualquer tipo de antítese.

Devemos lembrar, contudo, que vivemos em afirmação e não em negação, porque a própria vida é afirmação; e essa afirmação não deve ser aquela acompanhada ou condicionada por uma negação; tal afirmação é relativa e de forma alguma absoluta. Com tal afirmação, a vida perde sua originalidade criativa e se transforma em um processo mecânico que reduz tudo a carne e ossos sem alma. Para ser livre, a vida deve ser uma afirmação absoluta. Ela deve transcender todas as condições, limitações e antíteses possíveis que impedem sua atividade livre. Quando Shuzan apresentou seu bastão de bambu, o que ele queria de seus discípulos era que eles compreendessem e percebessem essa forma de afirmação absoluta. Qualquer resposta é satisfatória se flui do ser mais íntimo de alguém, porque essa é sempre uma afirmação absoluta. O zen não significa, portanto, uma mera fuga do aprisionamento intelectual, que às vezes termina em puro desregramento. Há algo no zen que nos liberta das condições e ao mesmo tempo nos dá certo apoio firme que, contudo, não é um apoio num sentido relativo. O mestre zen empenha-se em retirar todos os apoios que o discípulo já teve desde que surgiu na terra e então fornece a ele um que não é na verdade um apoio. Se o bastão de bambu não servir a esse propósito, qualquer coisa que esteja à mão será utilizada. O niilismo não é zen, porque o bastão de bambu ou qualquer outra coisa não podem ser descartados como as palavras e a lógica podem. Este é o ponto que não devemos negligenciar no estudo do zen.

Alguns exemplos serão dados para ilustrar esse ponto. Toku--san (Teh-shan, 780-865) costumava brandir seu grande bastão sempre que saía para pregar no salão, dizendo: "Se disserem uma palavra, darei trinta pauladas; se não disserem nenhuma palavra, a mesma coisa, trinta pauladas na cabeça". Isso era tudo que dizia aos seus discípulos. Nenhuma longa fala sobre religião ou moralidade; nenhum discurso abstrato, nenhuma metafísica minuciosa; ao contrário, um discurso curto e grosso. Para aqueles que associam religião com pusilanimidade e santimônia, o mestre zen deve parecer um sujeito terrivelmente mal-educado. Mas os fatos costumam ser coisas rudes quando são tratados como fatos, sem qualquer intermediário. Devemos enfrentá-los diretamente, já que piscar ou fugir não terá nenhuma serventia. O olho interno deve ser aberto sob uma chuva de trinta pauladas. Uma afirmação absoluta deve jorrar da cratera incandescente da própria vida.

Hoyen (Fa-yen, falecido em 1104), de Gosozan (Wu-tsu-shan), perguntou uma vez: "Quando você encontra um sábio no caminho, se não falar com ele ou permanecer em silêncio, como o entrevistará?". O ponto é fazer alguém compreender o que eu chamo de uma afirmação absoluta. Não meramente fugir da antítese do "sim" e "não", mas encontrar uma forma positiva na qual os opostos estão em perfeita harmonia – é este o objetivo dessa pergunta. Um mestre uma vez apontou para um carvão em brasa e disse a seus discípulos: "Chamo isso de fogo, mas vocês não o chamam assim; digam-me o que é". A mesma coisa aqui novamente. O mestre tem a intenção de libertar a mente dos discípulos da prisão da lógica, que sempre foi a ruína da humanidade.

Isso não deve ser considerado um enigma proposto para confundi-lo. Não há nenhuma brincadeira nisso; se você não consegue responder, deve enfrentar as consequências. Você vai ficar eternamente acorrentado por suas próprias leis de pensamento ou vai ser perfeitamente livre numa afirmação da vida que não conhece começo ou fim? Você não pode hesitar. Agarre o fato ou deixe-o escapar – entre essas duas não há escolha. O método zen de disciplina geralmente consiste em colocar a pessoa num dilema do qual ela é obrigada a sair, mas não através da lógica e sim de uma mente de nível superior.

Yakusan (Yueh-shan, 751-834) estudou o zen primeiro com Sekito (Shih-t'ou, 700-790) e perguntou-lhe: "Tenho certa familiaridade com as três divisões e os doze departamentos do budismo, mas não tenho qualquer conhecimento sobre a doutrina do zen como ensinada no sul.[16] Seus seguidores afirmam que é a doutrina de apontar diretamente para a mente e atingir o estado de Buda através de uma percepção de sua real natureza. Se é assim, como posso me iluminar?". Sekito respondeu: "A afirmação não prevalece, nem tampouco a negação. Quando nenhum dos dois vem ao caso, o que você diria?". Yakusan permaneceu meditativo, sem compreender o significado da pergunta. O mestre então lhe aconselhou ir até Badaishi (Ma Tai-shih), de Chiang-hsi, que poderia ser capaz de abrir os olhos do monge para a verdade do zen. O monge Yakusan foi então até o novo professor levando o mesmo problema. Sua resposta foi: "Eu às vezes faço as pessoas levantarem as sobrancelhas, ou piscar, enquanto outras vezes fazer isso é totalmente errado". Yakusan compreendeu de uma vez o sentido último dessa observação. Quando Baso perguntou: "O que faz você chegar a isso?", Yakusan respondeu: "Quando estive com Sekito, foi como uma picada de mosquito num touro de ferro". Foi essa uma razão ou explicação satisfatória? Que estranha essa dita afirmação!

Riko (Li K'u), um alto funcionário do governo da dinastia T'ang, perguntou a Nansen (Nan-chuan): "Há muito tempo um homem colocou um ganso numa garrafa. Ele cresceu e cresceu até que não conseguiu mais sair da garrafa; ele não queria quebrar a garrafa, nem queria machucar o ganso; como você o tiraria?". O mestre gritou: "Ó, funcionário!" – ao que Riko respondeu de imediato: "Sim!"; "Pronto, está fora!". Esta foi a forma pela qual Nansen retirou o ganso de seu aprisionamento. Riko teve sua afirmação superior?

Kyogen (Hsiang-yen)[17] disse: "Imagine que um homem subindo numa árvore segure-se num galho com os dentes e todo o seu corpo fique assim suspenso. Suas mãos não estão segurando nada e seus

---
16. O zen, em contraste com outras escolas budistas, originou-se nas províncias do sul da China.
17. Um contemporâneo mais jovem de Kuei-shan (771-853).

pés estão fora do chão. Então outro homem chega e pergunta ao homem na árvore sobre o princípio fundamental do budismo. Se o homem na árvore não responder, ignorará aquele que pergunta; mas se tentar responder, perderá a vida; como ele pode sair dessa situação?". Embora isso seja exposto na forma de uma fábula, seu propósito é o mesmo das histórias anteriores. Se você abrir a boca tentando afirmar ou negar, está perdido. O zen não está mais lá. Mas também não basta simplesmente permanecer em silêncio. Uma pedra no chão está em silêncio, uma flor que floresce sob a janela está em silêncio, mas nenhuma delas compreende o zen. Deve haver uma maneira na qual o silêncio e a eloquência tornam-se idênticos, ou seja, em que negação e afirmação unificam-se numa forma superior de declaração. Quando atingimos isso, conhecemos o zen.

O que é então uma declaração afirmativa absoluta? Quando Hyakujo (Pai-chang, 720-814) desejou decidir quem seria o próximo chefe do monastério de Tai-kuei-shan, chamou dois de seus principais discípulos. Mostrando a eles um jarro que os monges budistas geralmente carregam consigo, disse: "Não chamem isso de jarro mas digam-me o que é". O primeiro respondeu: "Ele não pode ser chamado de um pedaço de madeira". O abade não considerou a resposta muito satisfatória; então o segundo deu um passo à frente, empurrou levemente o jarro ao chão e, sem fazer nenhuma observação, deixou a sala em silêncio. Ele foi escolhido para ser o novo abade, que mais tarde se tornou "o mestre de mil e quinhentos monges". Esse derrubar do jarro foi uma afirmação absoluta? Você pode repetir esse ato, mas não necessariamente será visto como alguém que compreendeu o zen.

O zen abomina a repetição ou a imitação de qualquer tipo, porque ela mata. Pela mesma razão o zen nunca explica, apenas afirma. A vida é um fato e nenhuma explicação é necessária ou pertinente. Explicar é se desculpar; porque deveríamos pedir desculpas por viver? Viver não é suficiente? Que possamos então viver, que possamos afirmar! Aí reside o zen em toda sua pureza e em toda sua nudez.

No monastério de Nansen, os monges da ala oriental e da ala ocidental discutiam a posse de um gato. O mestre pegou o animal e, erguendo-o diante dos monges em disputa, disse: "Se algum de vocês puder dizer alguma coisa para salvar o pobre animal, eu o deixarei ir". Como ninguém se prontificou a fazer uma afirmação, Nansen cortou o objeto da discórdia em dois, colocando assim um fim àquela disputa improdutiva entre "seu" e "meu". Mais tarde, Joshu (Chao-chou) voltou de um passeio; Nansen explicou-lhe o caso e perguntou o que ele teria feito para salvar o animal. Sem dizer nada, Joshu tirou suas sandálias de palha e, colocando-as sobre a cabeça, saiu. Vendo isso, Nansen disse: "Se você estivesse aqui naquele momento, teria salvado o gato".

O que significa tudo isso? Por que uma pobre e inocente criatura foi sacrificada? O que o fato de Joshu colocar suas sandálias sobre a cabeça tem a ver com a disputa? A intenção de Nansen era ser irreligioso e desumano ao matar um ser vivo? Seria Joshu na verdade um tolo por fazer uma brincadeira tão estranha? E então "negação absoluta" e "afirmação absoluta" seriam realmente duas coisas diferentes? Há uma seriedade extrema nesses atores, Joshu e Nansen. A menos que isso seja compreendido, o zen será de fato mera farsa. O gato certamente não foi morto sem propósito algum. Se qualquer um dos animais inferiores atingir um dia o estado de Buda, esse gato certamente foi aquele destinado a isso.

O mesmo Joshu foi certa vez questionado por um monge: "Todas as coisas são reduzíveis ao Um; onde está esse Um para ser reduzido?". A resposta do mestre foi: "Quando eu estive no distrito de Tsin, fizeram-me um hábito de monge que pesava sete *chin*". Essa é uma das mais famosas declarações já feitas por um mestre zen. Pode-se perguntar: "É isso que significa uma afirmação absoluta? Que possível ligação existe entre o hábito de um monge e a unidade das coisas?". Deixe-me perguntar: você acredita que todas as coisas existem em Deus, mas onde fica a morada de Deus? No hábito de sete *chin* de Joshu? Quando você diz que Deus está aqui, ele não pode mais estar lá; mas você não pode dizer que ele não está em nenhuma parte, porque Deus é onipresente por definição. Enquanto estivermos presos pelo intelecto, não poderemos encontrar Deus como ele é; buscamo-lo em toda parte, mas ele sempre foge de nós. O intelecto deseja que ele seja localizado, mas é de sua própria natureza não poder ser limitado. Eis um grande dilema para apresentar ao intelecto, e trata-se de um dilema inevitável. Como podemos encontrar a saída? O hábito de monge de Joshu não é nosso; sua forma de solução não pode ser seguida cegamente, porque cada um de nós deve percorrer seu próprio caminho. Se alguém chega para você com a mesma pergunta, como você a responderia? E não somos, a cada virada da vida, confrontados pelo mesmo problema? E não está ele sempre exigindo uma solução imediata e prática?

A resposta favorita de Gutei (Chu-chih)[18] para qualquer pergunta feita a ele era levantar um dedo. O menino que era seu ajudante o imitava e, sempre que era questionado por estranhos sobre o ensinamento do mestre, levantava o dedo. Sabendo disso, um dia o mestre chamou o menino e cortou-lhe o dedo. Assustado e com dor, o menino tentou fugir, mas o mestre chamou-o de volta e levantou o dedo. O menino tentou imitar o mestre como de costume, mas o dedo não estava mais lá; e então, de repente, o significado de tudo aquilo se tornou claro para ele. Copiar é escravidão. Não se deve seguir ao pé da letra, apenas o espírito deve ser compreendido. Afirmações superiores vivem no espírito. E onde está o espírito? Busque-o em sua experiência cotidiana, pois lá há abundância de provas para tudo que você precisa.

Lemos em um sutra: "Havia uma velha do lado leste da cidade que nasceu quando o Buda nasceu e eles viveram no mesmo lugar durante toda a vida. A velha não queria ver o Buda; sempre que ele se aproximava, ela tentava evitá-lo de todas as formas, correndo para cima e para baixo, escondendo-se aqui e acolá. Mas um dia, sendo impossível fugir dele, cobriu o rosto com as mãos e, veja só, o Buda apareceu entre cada um de seus dez dedos. Pergunto: 'Quem é essa velha?'".

---

18. Discípulo de T'ien-lung, do século IX.

A afirmação absoluta é o Buda; você não pode fugir dela, porque ela o confronta a todo momento; mas de certa forma você só a reconhece depois que perde um dedo, como o menino de Gutei. É estranho, mas permanece o fato de que somos como "aqueles que morrem de fome sentados ao lado de um saco de arroz", ou como "aqueles que morrem de sede completamente molhados no meio do rio". Um mestre vai um passo além e diz que: "Nós somos o próprio arroz e a própria água". Se for assim, não podemos dizer verdadeiramente que estamos com fome ou com sede, porque desde nunca houve necessidade alguma em nós. Um monge foi até Sozan (T'sao--shan, 840-901) e pediu-lhe que fosse caridoso, porque era bastante necessitado. Sozan chamou: "Ó meu venerável senhor!", ao que o monge respondeu imediatamente. Então, disse Sozan: "Você já tomou três tigelas grandes de rico *chu* caseiro (bebida alcoólica) e ainda assim insiste que nunca molhou os lábios!". Talvez sejamos todos como esse pobre e opulento monge: nunca percebemos quando estamos bastante saciados.

Para concluir, eis outra dentre as inúmeras declarações que abundam na literatura zen, afirmando absolutamente a verdade do zen. Seihei (Tsing-ping, 845-919) perguntou a Suibi (T'sui-wei):[19]

"Qual é o princípio fundamental do budismo?"

"Espere", disse Suibi; "quando não houver ninguém por perto, eu lhe digo."

Depois de algum tempo, Seihei repetiu a pergunta dizendo: "Não há ninguém aqui agora; rogo que me esclareça".

Descendo de sua cadeira, Suibi levou o ansioso monge para o bambuzal, mas não disse coisa alguma. Quando o monge insistiu em obter uma resposta, Suibi sussurrou: "Como esses bambus são altos! E aqueles lá são tão baixos!".

---

19. *A transmissão da lâmpada (Chuan-teng Lu)*, vol. XV.

VI. Zen prático

I

Até agora o zen foi discutido do ponto de vista intelectual para demonstrar que é impossível compreendê-lo através desse canal; de fato não se faz justiça ao zen tratando-o assim filosoficamente. O zen abomina os meios, até mesmo o meio intelectual; ele é, a princípio e em última análise, uma disciplina e uma experiência que não depende de explicações; porque uma explicação desperdiça tempo e energia e nunca chega ao ponto; tudo o que você consegue com ela é incompreensão e uma visão deturpada da coisa. Quando o zen quer que você experimente a doçura do açúcar, ele coloca o artigo necessário dentro da sua boca e nenhuma palavra é dita. Os seguidores do zen diriam: é necessário um dedo para apontar para a lua, mas que calamidade seria se alguém tomasse o dedo pela lua! Isso parece improvável, mas quantas vezes cometemos esse tipo de erro sem nos darmos conta. Só a ignorância costuma nos salvar de sermos perturbados em nossa autocomplacência. A tarefa de um escritor do zen, contudo, não pode ir além de apontar para a lua, e este é o único meio permitido a ele nessas circunstâncias; e tudo o que estiver ao seu alcance será feito para tornar o tema tão compreensível quanto possível. Quando o zen é tratado metafisicamente, o leitor pode ficar de certa forma desencorajado pelo fato de ele não ser de todo inteligível, uma vez que a maioria das pessoas não é geralmente afeita à especulação ou introspecção. Permita-me abordá-lo a partir de um ponto de vista bem diferente, que talvez seja mais genuinamente zen.

Quando Joshu (Chao-chou) foi questionado sobre o que era o Tao (ou a verdade do zen), respondeu: "Sua vida cotidiana, isso é o Tao". Em outras palavras, uma existência calma, segura de si e confiante – esta é a verdade do zen e o que eu quero dizer quando digo que o zen é, acima de tudo, prático. Ele apela diretamente à vida, sem nem mesmo fazer referência a uma alma, a Deus ou a qualquer coisa que interfira no curso ordinário do viver ou que o perturbe. A ideia do zen é agarrar a vida enquanto ela flui. Não há nada extraordinário ou misterioso no zen. Eu levanto a mão; pego um livro do outro lado da mesa; ouço os meninos jogando bola lá fora; vejo as nuvens passando acima do bosque: em tudo isso estou praticando o zen, estou vivendo o zen. Nenhuma discussão eloquente é necessária, nem tampouco qualquer explicação. Não sei por que – e não há motivo para explicar –, mas quando o sol se levanta o mundo inteiro dança de alegria e o coração de todos é preenchido de felicidade. Se o zen for afinal concebível, deve ser apreendido aqui.

Portanto, quando perguntaram a Bodhidharma (Daruma em japonês; Ta-mo em chinês) quem ele era, ele disse: "Eu não sei". Isso não foi porque ele não era capaz de se explicar nem porque quisesse evitar qualquer controvérsia verbal, mas apenas porque ele não sabia o que ou quem era, exceto que era o que era e não podia ser outra coisa. A razão era simples o bastante. Quando Nangaku (Nan-yueh, 677-744) aproximava-se do Sexto Patriarca, foi questionado: "O que é isso que anda assim na minha direção?". Ele não soube o que responder. Por oito longos anos ele ponderou a pergunta, quando um dia de repente lhe veio a resposta e ele exclamou: "Dizer que é alguma coisa não acerta o alvo!". Isso é o mesmo que dizer "eu não sei".

Sekito certa vez perguntou a seu discípulo Yakusan (Yueh-shan): "O que você está fazendo aqui?". "Não estou fazendo nada", respondeu o último. "Se é assim, está desperdiçando seu tempo." "Fazer alguma coisa não é desperdiçar o tempo?", foi a resposta de Yakusan. Sekito continuou perguntando: "Você diz que não está fazendo algo; quem então é esse que está fazendo nada?". A resposta de Yakusan foi a mesma de Bodhidharma: "Nem mesmo o mais sábio sabe". Não há agnosticismo nem tampouco misticismo nisso, se for entendido no sentido da mistificação. Um simples fato é afirmado aqui em linguagem simples. Se não parece assim para o leitor, é porque ele não atingiu o estado mental que permitiu a Bodhidharma ou Sekito fazerem a afirmação.

O imperador Wu, da dinastia Liang, pediu que Fu Daishi (Fu--ta-shih, 497-569) discursasse sobre um sutra budista. O Daishi, tomando uma cadeira, sentou-se solenemente sem dizer uma palavra. O imperador disse: "Eu pedi que fizesse um discurso; por que não começa a falar?". Shih, um dos criados do imperador, disse: "O Daishi terminou seu discurso". Que tipo de sermão esse silencioso filósofo budista proferiu? Mais tarde, comentando o episódio, um mestre zen disse: "Que sermão eloquente foi aquele!". Vimalakirti, o herói do sutra que leva seu nome, respondeu da mesma maneira à pergunta "Qual é a doutrina absoluta da não dualidade?". Alguém observou: "É trovejante, de fato, este silêncio de Vimalakirti". Manter a boca fechada foi realmente tão ensurdecedor? Se sim, seguro minha língua agora e todo o universo, com todo seu barulho e tumulto, é de uma só vez absorvido no silêncio absoluto. Mas a imitação não transforma um sapo em uma folha verde. Onde não há originalidade criativa, não há zen. Devo dizer: "Tarde demais, tarde demais! A flecha já partiu da corda".

Um monge perguntou a Yeno (Hui-neng), o Sexto Patriarca: "Quem herdou o espírito do Quinto Patriarca?".[20] Yeno respondeu: "Aquele que entende o budismo".

"Você o herdou?"

"Não", respondeu Yeno, "não herdei."

"Por que não o herdou?", foi naturalmente a pergunta seguinte do monge.

"Porque eu não entendo o budismo", concluiu Yeno.

Como é difícil, então, e ao mesmo tempo como é fácil entender a verdade do zen! Difícil porque entendê-la é não entendê-la; fácil porque não entendê-la é entendê-la. Um mestre declara que até o Buda Sakyamuni e o Bodhisattva Maireya não entendem o que homens humildes e ingênuos entendem.

Podemos agora ver por que o zen evita abstrações, representações e figuras de linguagem. Nenhum valor real está ligado a

---

20. Hung-jen.

palavras como Deus, Buda, a alma, o Infinito, o Um e palavras similares. Elas são, afinal, apenas palavras e ideias, e como tal não conduzem ao real entendimento do zen. Ao contrário, elas com frequência o falsificam e desviam do objetivo. Somos assim compelidos a ficar sempre em guarda. Disse um mestre zen: "Limpe bem a boca depois que proferir a palavra Buda". Ou: "Há uma palavra que eu não gosto de ouvir; é Buda". Ou: "Passe rapidamente por onde não há Buda, nem fique onde ele está". Por que os seguidores do zen são tão antagônicos em relação a Buda? Buda não é o seu Senhor? Ele não é a realidade mais alta do budismo? Ele não pode ser uma coisa tão odiável e suja a ponto de ser evitada pelos seguidores do zen. Do que eles não gostam não é do próprio Buda, mas sim da palavra, à qual têm aversão.

As respostas dadas por mestres zen à pergunta "Quem ou o que é o Buda?" são muito variadas; e por que é assim? Um motivo ao menos é que eles desejam libertar nossas mentes de todos os apegos e aprisionamentos possíveis tais como palavras, ideias, desejos etc. que nos são impostos de fora. Algumas das respostas são as seguintes:

"Aquele feito de barro e decorado com ouro."
"Nem mesmo o maior artista consegue pintá-lo."
"Aquele no altar do Salão do Buda."
"Ele não é Buda."
"Seu nome é Yecho."
"Um capacho sujo de lama seca."
"Veja as montanhas do leste se movendo sobre as ondas."
"Aqui não há absurdo."
"Cercados pelas montanhas, estamos aqui."
"O bambuzal ao pé do monte Chang-lin."
"Três quilos de linho."
"A boca é a porta da desgraça."
"Veja, as ondas estão passando sobre o platô."
"Veja o burro de três patas trotando."
"Um junco cresceu perfurando a perna."
"Aqui vai um homem com o peito exposto e as pernas completamente nuas."

Essas respostas foram selecionadas aleatoriamente de alguns livros que estou usando para este fim. Quando uma busca sistemática é feita em todo o corpo da literatura zen, temos uma coleção significativa das declarações mais estranhas já feitas em relação a uma questão simples como "quem é o Buda?". Algumas das respostas dadas acima são completamente irrelevantes; elas estão, na verdade, muito longe de serem apropriadas se as julgarmos a partir do nosso padrão ordinário de raciocínio. As outras parecem zombar da pergunta ou de quem a faz. Os mestres zen que fazem essas observações podem ser considerados sérios e realmente empenhados na iluminação de seus seguidores? Mas o ponto é conseguirmos fazer com que nossas mentes funcionem em completa união com o estado mental no qual os mestres proferiram essas estranhas palavras. Quando isso é feito, cada uma dessas respostas aparece sob uma nova luz e se torna maravilhosamente transparente.

Por ser prático e direto ao ponto, o zen nunca perde tempo ou palavras com explicações. Suas respostas são sempre curtas e incisivas; não há rodeios no zen; as palavras do mestre saem espontaneamente e sem pestanejar. Um gongo é tocado e gera vibrações instantaneamente. Se não estamos alertas não as captamos; basta piscar e as perdemos para sempre. Comparam legitimamente o zen ao relâmpago. A rapidez, contudo, não constitui o zen; sua naturalidade, sua originalidade, o fato de ser livre de artifícios e de expressar a própria vida – essas são as características essenciais do zen. Portanto, devemos sempre estar em guarda para não nos deixarmos levar por sinais externos quando realmente desejamos chegar ao cerne do zen. Como seria difícil e equivocado tentar compreender o zen literal e logicamente se dependêssemos das declarações que foram dadas acima como respostas para a pergunta "o que é o Buda?". É claro, servem para indicar onde devemos procurar a presença do Buda, uma vez que são dadas como respostas; mas devemos nos lembrar de que o dedo que aponta para a lua continua sendo um dedo e, em nenhuma circunstância, pode se transformar na própria lua. O perigo sempre espreita quando o intelecto se insinua e considera o indicador como se fosse a lua.

Ainda assim há filósofos que, tomando algumas das afirmações acima em seu sentido literal e lógico, tentam ver algo de panteísmo nelas. Por exemplo, eles insistem em afirmar que, quando um mestre diz "três quilos de linho" ou "um capacho sujo de lama", ele através disso aparentemente transmitiria uma ideia de panteísmo. Em outras palavras, esses mestres zen consideram que o Buda se manifesta em tudo: no linho, num pedaço de madeira, no riacho que corre, nas montanhas altas ou em obras de arte. O budismo Mahayana, especialmente o zen, parece indicar alguma coisa do espírito do panteísmo, mas na verdade nada está mais distante do zen do que essa interpretação. Os mestres desde o início previram essa perigosa tendência, e é por isso que fazem essas declarações aparentemente incoerentes. Sua intenção é libertar a mente de seus discípulos ou dos estudiosos da opressão das opiniões fixas, dos preconceitos ou das chamadas interpretações lógicas. Quando Tozan (Tung-shan, discípulo de Ummon) respondeu "três quilos de linho" à pergunta "o que é o Buda?" – que, a propósito, é o mesmo que perguntar "o que é Deus?" –, ele não quis dizer que o linho que talvez estivesse manuseando na ocasião era uma manifestação visível do Buda, que o Buda poderia ser encontrado em cada objeto se visto com um olhar inteligente. Sua resposta foi simplesmente "três quilos de linho". Ele não sugeriu nada metafísico com essa afirmação simples e direta. Essas palavras vieram de sua consciência mais íntima, assim como a água flui a partir de uma nascente ou como um botão floresce ao sol. Não houve premeditação ou filosofia de sua parte. Portanto, se quisermos compreender o significado de "três quilos de linho", devemos primeiro penetrar no recesso mais íntimo da consciência de Tozan em vez de tentar seguir sua boca. Em outro momento ele poderia ter dado uma resposta muito diferente, que talvez contradissesse diretamente a resposta já dada. Os lógicos ficarão confusos com certeza; eles podem declará-lo completamente fora de si. Mas os estudantes do zen dirão: "Chove tão suavemente, veja como a grama está fresca e verde" – e saberão que sua resposta está em pleno acordo com os "três quilos de linho" de Tozan.

O que se segue talvez mostre mais claramente que o zen não é uma forma de panteísmo, se entendermos por isso qualquer filosofia que identifique o universo visível com a realidade superior, chamada Deus, ou Mente, ou outra coisa, e afirme que Deus não pode existir independentemente de suas manifestações. O zen é na verdade algo mais do que isso. Não há no zen espaço para perda de tempo com discussões filosóficas. Mas a filosofia também é uma manifestação de atividade vital, e portanto o zen não necessariamente a evita. Quando o filósofo se ilumina, o mestre zen nunca reluta em encontrá-lo em seu próprio terreno. Os primeiros mestres zen eram comparativamente tolerantes em relação aos chamados filósofos e não tão impacientes como Rinzai (Lin-chi, falecido em 867) ou Tokusan (Te-shan, 780-865), cujas interações com eles foram rápidas e muito diretas. O que se segue foi retirado de um tratado de Daiju[21] sobre alguns princípios do zen compilados no oitavo (ou nono) século, quando o zen começou a florescer em todo seu esplendor e com toda sua singularidade. Um monge perguntou a Daiju:

"P. As palavras são a mente?"

"R. Não, palavras são condições externas (*yen* em japonês; *yuan* em chinês); elas não são a mente."

"P. Excluindo-se as condições externas, onde a mente deve ser buscada?"

"R. Não há mente independente de palavras." [Ou seja, a mente está nas palavras, mas não deve ser identificada com elas.]

"P. Se não há mente independente das palavras, o que é a mente?"

"R. A mente é sem forma e sem imagem. A verdade é que ela não é independente nem dependente das palavras. Ela é eternamente serena e livre em sua atividade. Diz o Patriarca: 'Quando

---

21. Daiju Ekai, ou Ta-chu Hui-hai em chinês, foi um discípulo de Ma-tsu (falecido em 788). Seu trabalho, que pode ser traduzido como "Um tratado sobre a essência do súbito despertar", em dois fascículos, fornece os principais ensinamentos do zen tal como era entendido.

você entende que a mente é a não mente, você entende a mente e seu funcionamento'."

Daiju continua: "Aquilo que produz todas as coisas é chamado de natureza do Dharma, ou Dharmakaya. O chamado Dharma significa a "mente de todos os seres". Quando essa mente é estimulada, todas as coisas são estimuladas. Quando a mente não é estimulada, não há nada estimulando e não há nome. Os confusos não entendem que o Dharmakaya, que não tem forma, assume formas individuais de acordo com as condições. Os confusos tomam o bambu verde pelo próprio Dharmakaya, a árvore de flores amarelas pelo próprio Prajna. Mas se a árvore fosse Prajna, Prajna seria idêntico ao não senciente. Se o bambu fosse Dharmakaya, Dharmakaya seria idêntico a uma planta. Mas o Dharmakaya existe, Prajna existe, mesmo quando não há árvore florida ou bambu verde. Do contrário, se alguém comesse um broto de bambu, seria o mesmo que comer o próprio Dharmakaya. Realmente não vale a pena discutir esses pontos de vista".

II

Aqueles que leram apenas o tratamento precedente do zen como ilógico, ou do zen como uma afirmação superior, podem concluir que o zen é de certa forma inacessível, algo distante de nossas vidas cotidianas, algo muito fascinante, mas evasivo; e não podemos culpá-los por pensar assim. O zen deve, portanto, ser apresentado também a partir de sua face mais fácil, familiar e acessível. A vida é a base de todas as coisas; fora dela, nada se sustenta. Com toda nossa filosofia, com todas nossas ideias grandiosas e sofisticadas, não podemos fugir da vida enquanto vivemos. Aqueles que estudam as estrelas o fazem andando sobre a terra sólida.

O que é o zen, então, quando tornado acessível a todos? Joshu (Chao-chou) certa vez perguntou a um novo monge:

"Já esteve aqui antes?"

O monge respondeu: "Sim, senhor, já estive".

Então o mestre falou: "Tome uma xícara de chá".
Mais tarde outro monge chegou e ele fez a mesma pergunta: "Já esteve aqui antes?".
Desta vez a resposta foi oposta. "Nunca estive aqui, senhor."
O velho mestre, contudo, respondeu da mesma forma: "Tome uma xícara de chá".

Mais tarde, o Inju (monge que administra o monastério) perguntou ao mestre: "Como é que você oferece sempre uma xícara de chá não importa qual seja a resposta do monge?".
O velho mestre chamou: "Ó, Inju!". Ele respondeu prontamente: "Sim, mestre". Então Joshu disse: "Tome uma xícara de chá".

Joshu (778-897) foi um dos mestres zen mais astutos que viveu durante a dinastia T'ang, e o desenvolvimento do zen na China deve muito a ele. Diz-se que ele viajou até os oitenta anos de idade com o objetivo de aperfeiçoar-se na mestria do zen. Ele morreu com 120 anos. Quaisquer declarações que ele fazia eram como joias que brilhavam reluzentes. Dizia-se sobre ele: "O zen brilha sobre seus lábios". Um monge ainda noviço chegou a ele e pediu para ser instruído no zen.
Joshu disse: "Já tomou seu café da manhã?".
O monge respondeu: "Sim, senhor, já tomei".
"Se é assim, lave seus pratos." Essa observação do velho mestre abriu os olhos do noviço para a verdade do zen.

Um dia ele estava varrendo o chão quando um monge lhe perguntou: "Você é um mestre tão sábio e santo; diga-me como é que a poeira se acumula no seu quintal".
O mestre falou: "Ela vem de fora".
Em outra oportunidade, perguntaram a ele: "Por que esse lugar sagrado atrai poeira?". Ao que ele respondeu: "Veja, outra partícula de poeira!".

Havia uma famosa ponte de pedra no monastério de Joshu que era uma das atrações do lugar. Um monge de fora perguntou a ele: "Faz algum tempo que ouvi falar de sua famosa ponte de pedra, mas não vejo tal coisa aqui, apenas uma tábua".
Joshu respondeu: "Você vê uma tábua e não vê uma ponte de pedra".

"Onde então está a ponte de pedra?"

"Você acaba de atravessá-la", ele respondeu prontamente.

Em outra ocasião, quando perguntaram a Joshu sobre a mesma ponte de pedra, sua resposta foi: "Os cavalos passam por ela, as pessoas passam por ela, todos passam por ela".

Nesses diálogos só vemos conversas triviais sobre ocorrências comuns da vida e da natureza? Não há nada espiritual, que leve à iluminação da alma religiosa? Será o zen, então, prático demais, lugar-comum demais? É uma descida muito abrupta das alturas do transcendentalismo para as coisas cotidianas? Bem, tudo depende de como você encara isso. Uma vareta de incenso está queimando na minha mesa. Isso é algo trivial? Um terremoto sacode a terra e o monte Fuji tomba. Isso é um grande evento? Sim, enquanto persistir a concepção de espaço. Mas será que nós estamos mesmo vivendo confinados num cerco chamado espaço? O zen responderia prontamente: "Com a queima de um incenso, todo o *triloka* queima. Dentro da xícara de chá de Joshu, as sereias estão dançando". Enquanto estiver consciente do espaço e do tempo, o zen manterá uma distância respeitável de você; seu feriado será desperdiçado, seu sono será perturbado e toda a sua vida será um fracasso.

Leia o seguinte diálogo entre Yisan (Kuei-shan) e Kyozan (Yang-shan). No fim de sua estadia de verão, Kyozan fez uma visita a Yisan, que disse: "Não o vi vir até aqui durante todo o verão; o que você tem feito por lá?".

Kyozan respondeu: "Eu arei a terra e terminei de semear o painço".

Yisan disse: "Então você não desperdiçou seu verão".

Era então a vez de Kyozan perguntar a Yisan sobre o que tinha feito no verão passado. E ele o fez: "Como você passou o seu verão?".

"Uma refeição por dia e um bom sono à noite."

Isso levou ao comentário de Kyozan: "Então você não desperdiçou o seu verão".

Um estudioso confuciano escreve: "Eles buscam a verdade longe demais de si mesmos, enquanto ela está bem perto deles". A mesma coisa pode ser dita sobre o zen. Buscamos seus segredos onde é mais improvável encontrá-los, ou seja, em abstrações verbais e sutilezas metafísicas, enquanto a verdade do zen está na verdade nas coisas concretas de nossa vida cotidiana. Um monge perguntou ao mestre: "Já faz algum tempo que eu o procurei para ser instruído no caminho sagrado do Buda, mas você nunca me deu ao menos uma ideia sobre isso. Rogo-lhe que seja mais compassivo". A seguinte resposta foi dada: "O que você quer dizer, meu filho? Todas as manhãs você me cumprimenta, e eu não lhe retribuo? Quando você me traz uma xícara de chá, eu não a aceito e desfruto da bebida? Fora isso, que outras instruções você deseja de mim?".

Será isso o zen? É esse o tipo de experiência de vida que o zen quer que tenhamos? Um poeta zen canta:

Quão maravilhosamente estranho e quão miraculoso é isso!
Eu retiro água, eu carrego lenha.

Quando se diz que o zen é ilógico e irracional, leitores tímidos ficam amedrontados e podem não querer ouvir falar no assunto, mas estou confiante de que o presente capítulo devotado ao zen prático mitigará qualquer incômodo ou estranheza que possa ter surgido quando ele foi tratado intelectualmente. Na medida em que a verdade do zen está em seu lado prático e não em sua irracionalidade, não devemos colocar muita ênfase na irracionalidade, uma vez que isso pode tender apenas a tornar o zen mais inacessível aos intelectos comuns. Mas, para mostrar de maneira mais clara como o zen é algo simples e direto, e ao mesmo tempo enfatizar o lado prático do zen, citarei mais alguns "casos" nos quais se apela à experiência mais ingênua que se pode ter na vida. São experiências ingênuas, de fato, no sentido de serem livres de demonstração conceitual ou análise intelectual. Você vê um bastão erguido, pedem que carregue uma peça de mobiliário ou você simplesmente é chamado pelo nome. Tais coisas são os incidentes mais simples da vida, que acontecem todo dia e passam sem especial atenção, e ainda assim o zen está lá – o zen que supostamente é tão cheio de irracionalidades ou, se preferir colocar assim, tão cheio das mais altas especulações possíveis ao entendimento humano. Seguem-se mais alguns exemplos simples, diretos e práticos e ao mesmo tempo repletos de significado.

Sekkyo (Shih-kung)[22] perguntou a um de seus monges mais avançados: "Você consegue segurar o espaço vazio?".

"Sim, senhor", ele respondeu.

"Mostre-me como faz."

O monge estendeu o braço e agarrou o espaço vazio.

Sekkyo disse: "É dessa forma? Mas afinal você não tem nada".

"Qual é então a sua maneira?", perguntou o monge.

O mestre imediatamente segurou o nariz do monge e puxou-o de forma brusca, o que fez o último exclamar: "Ai, ai, com que força você puxa meu nariz! Está me machucando muito!".

"Esta é a maneira para conseguir segurar bem o espaço vazio", disse o mestre.

Quando Yenkwan (Yen-kuan), um dos discípulos de Ma-tsu, foi questionado por um monge sobre quem era o verdadeiro Buda Vairochana, disse ao monge para pegar um jarro d'água que estava próximo. O monge trouxe-o conforme pedido, mas Yenkwan então solicitou que o levasse de volta para onde estava. Depois de cumprir a ordem obedientemente, o monge perguntou mais uma vez ao mestre quem era o verdadeiro Buda Vairochana. "O venerável velho Buda não está mais aqui", foi a resposta. Em relação a esse incidente, outro mestre zen comenta: "Sim, o venerável velho Buda está aqui faz tempo".

Se você considerou esses incidentes não inteiramente isentos de complicações intelectuais, o que pensaria do seguinte caso de Chu (Chung, falecido em 775), o professor nacional de Nan-yang, que costumava chamar seu ajudante, três vezes ao dia, dizendo: "Ó, meu ajudante, meu ajudante!". Ao que seu ajudante respondia regularmente: "Sim, mestre". Por fim o mestre observou: "Achei que

---

22. Discípulo de Ma-tsu. Foi caçador antes da conversão. Para saber mais sobre sua entrevista com Ma-tsu, veja meus *Ensaios sobre o zen-budismo*, III, em "Shih-kung e Sanping", de Motonobu Kano.

estivesse sendo injusto com você, mas é você que é injusto comigo". Isso não é simples o bastante? Apenas chamar alguém pelo nome? O último comentário de Chu pode não ser muito inteligível de um ponto de vista da lógica comum, mas alguém chamar e outro alguém responder formam uma das questões mais comuns e práticas da vida. O zen declara que a verdade está precisamente aí, então podemos ver como o zen é algo trivial. Não há mistério nele, o fato está aberto para todos: eu lhe chamo e você responde; um "alô!" pede outro "alô!", e isso é tudo que há.

Ryosui (Liang-sui) estava estudando o zen com Mayoku (Ma-ku, contemporâneo de Rinzai) e quando Mayoku chamou: "Oh, Ryosui!", ele respondeu: "Sim!". Foi chamado três vezes e respondeu três vezes, quando o mestre falou: "Seu estúpido!". Isso fez com que Ryosui recobrasse o juízo; ele então entendeu o zen e exclamou: "Ó, mestre, não me engane mais. Se eu não tivesse vindo a você, eu teria me desencaminhado a vida inteira pelos sutras e sastras". Mais tarde Ryosui disse a alguns de seus colegas monges que eles estavam desperdiçando seu tempo com o estudo da filosofia budista: "Tudo o que vocês sabem, eu sei; mas o que eu sei, nenhum de vocês sabe". Não é maravilhoso que Ryosui possa ter feito tal afirmação apenas por entender o significado do chamado do seu mestre?

Esses exemplos tornam o tema mais claro ou mais inteligível que antes? Posso multiplicar tais exemplos indefinidamente, mas os já citados são suficientes para mostrar que o zen não é afinal uma questão muito complicada nem um estudo que exija a mais alta capacidade de abstração e especulação. A verdade ou a força do zen está em sua própria simplicidade, em ser direto e prático ao extremo. "Bom dia, como você está hoje?" "Obrigado, estou bem" – aí está o zen. "Por favor, tome uma xícara de chá" – isso também está cheio de zen. Quando um monge faminto que estava trabalhando ouviu o gongo do almoço, abandonou o trabalho imediatamente e apresentou-se no refeitório. Vendo-o, o mestre riu com vontade, porque o monge tinha agido de forma mais zen possível. Nada pode ser mais natural; só é necessário abrir os olhos para o significado de tudo isso.

Mas aqui há uma armadilha perigosa que o estudante do zen deve evitar com especial cuidado. O zen nunca deve ser confundido com naturalismo ou libertinagem, o que significa seguir nossa tendência natural sem questionar sua origem e seu valor. Há uma grande diferença entre a ação humana e a dos animais, que não têm intuição moral nem consciência religiosa. Os animais não sabem nada sobre esforçar-se para melhorar suas condições ou progredir no caminho das grandes virtudes. Sekkyo estava trabalhando um dia na cozinha quando Baso, seu professor zen, chegou e perguntou o que ele estava fazendo. "Estou cuidando da vaca", disse o pupilo. "Como você cuida dela?" "Se ela sai do caminho uma vez que seja, eu a puxo de volta pelo nariz; nenhum segundo de hesitação é permitido." O mestre disse: "Você sabe mesmo como cuidar dela". Isso não é naturalismo. Eis um esforço para fazer a coisa certa.

Um eminente professor foi certa vez questionado: "Você faz algum esforço para disciplinar-se na verdade?".

"Sim, faço."

"Como você se exercita?"

"Quando estou com fome, como; quando estou cansado, durmo."

"Isso é o que todo mundo faz; pode-se dizer que as pessoas se exercitam da mesma forma que você?"

"Não."

"Por que não?"

"Porque quando elas comem, não comem, mas ficam pensando em diversas coisas, permitindo-se perturbar; quando elas dormem, não dormem, mas sonham com mil e uma coisas. É por isso que elas não são como eu."

Se considerarmos o zen uma forma de naturalismo, então ele o é com uma rigorosa disciplina por trás. É nesse sentido, e não no sentido compreendido pelos libertinos, que o zen pode ser designado naturalismo. Os libertinos não têm liberdade de escolha, eles estão presos pelos pés e pelas mãos por forças externas diante das quais são totalmente impotentes. O zen, ao contrário, desfruta de perfeita liberdade; ou seja, é mestre de si mesmo. O zen não tem "morada", para usar uma expressão preferida dos *Prajnaparamita*

Sutras. Quando uma coisa tem morada fixa, ela está acorrentada, não é mais absoluta. O seguinte diálogo explicará muito claramente esse ponto.

Um monge perguntou: "Onde fica a morada da mente?".
"A mente", respondeu o mestre, "mora onde não há morada."
"Qual o significado de 'não há morada'?"
"Quando a mente não mora em nenhum objeto particular, dizemos que ela mora onde não há morada."
"O que significa não morar em nenhum objeto particular?"
"Significa não morar no dualismo de bem e mal, ser e não ser, pensamento e matéria; significa não morar no vazio ou no não vazio, nem na tranquilidade, nem na não tranquilidade. Onde não há morada, esta é a verdadeira morada da mente."

Seppo (Hsueh-feng, 822-908) foi um dos mais determinados buscadores da verdade da história do zen durante a dinastia T'ang. Diz-se que ele carregava uma concha durante os longos anos de suas peregrinações disciplinares no zen. Sua ideia era servir numa das posições mais desprezadas e mais difíceis da vida do monastério – ou seja, como cozinheiro – e a concha era seu símbolo. Quando ele finalmente sucedeu Tokusan (Teh-shan) como mestre zen, um monge aproximou-se dele e perguntou: "O que você alcançou com Tokusan? Como você é sereno e equilibrado!". "Saí de casa de mãos vazias e voltei de mãos vazias." Não é essa uma explicação prática da doutrina de que "não há morada"? Os monges queriam que seu mestre Hyakujo (Pai-chang) desse uma aula sobre o zen. Ele disse: "Cuidem da lavoura e mais tarde eu lhes contarei tudo sobre o zen". Depois que eles terminaram o trabalho, pediram ao mestre que cumprisse sua promessa; então ele abriu os braços e não disse uma palavra. Esse foi seu grande sermão.

VII. *Satori*, ou a aquisição de um novo ponto de vista[23]

O objetivo da disciplina zen consiste em adquirir um novo ponto de vista para olhar dentro da essência das coisas. Se você tem o hábito de pensar logicamente de acordo com as regras do dualismo, livre-se disso e poderá aproximar-se do ponto de vista do zen. Você e eu estamos supostamente vivendo no mesmo mundo, mas quem poderá dizer que a coisa que chamamos normalmente de pedra, que está diante da minha janela, é a mesma para nós dois? Você e eu bebemos uma xícara de chá. Esse ato é aparentemente parecido para nós dois, mas quem poderá constatar a grande diferença subjetiva que existe entre o seu beber e o meu? No seu ato de beber pode ser que não exista o zen, enquanto o meu é repleto dele. A razão para isso é: você se move num círculo lógico e eu estou fora dele. Embora não exista de fato nada novo no chamado novo ponto de vista do zen, o termo "novo" é conveniente para expressar a forma de o zen ver o mundo. Mas seu uso aqui é uma condescendência por parte do zen.

Essa aquisição de um novo ponto de vista no zen é chamada de *satori* (*wu* em chinês) e sua forma verbal é *satoru*. Sem isso não há zen, porque a vida do zen começa com a "abertura do *satori*". *Satori* pode ser definido como um olhar intuitivo, em oposição à compreensão intelectual e lógica. Qualquer que seja a definição, *satori* significa o desabrochar de um novo mundo até então não percebido pela confusão da mente dualista. Com essa observação preliminar, gostaria que o leitor ponderasse os seguintes *mondo* (literalmente, "perguntas e respostas"), que espero que ilustrem minha declaração.

---

[23]. Esse assunto é tratado de forma mais completa em meus *Ensaios sobre o zen-budismo*, I, p. 215-50, e também em II, p. 4 e seguintes.

Um jovem monge pediu a Joshu para ser instruído na fé do zen. Disse o mestre:

"Você já tomou café da manhã, ou não?"

"Sim, mestre, já tomei", respondeu o monge.

"Vá e lave suas tigelas", foi a resposta imediata. E essa sugestão abriu imediatamente a mente do monge para a verdade do zen.

Mais tarde Ummon comentou a resposta, dizendo: "Houve alguma instrução especial nesse comentário de Joshu, ou não? Se houve, qual foi? Se não houve, que *satori* foi esse que o monge atingiu?". Depois Suigan deu a seguinte réplica a Ummon: "O grande mestre Ummon não sabe o que é o quê; daí esse seu comentário. É de todo desnecessário; é como pintar pernas numa cobra, ou pintar uma barba num eunuco. Minha visão é diferente da dele. Aquele monge que parece ter atingido uma espécie de *satori* vai para o inferno tão rápido quanto uma flecha!".

O que significa tudo isso: a observação de Joshu sobre lavar as tigelas, o fato de o monge atingir o *satori*, as alternativas de Ummon e a declaração de Suigan? Eles estão falando uns contra os outros ou será apenas muito barulho por nada? Para mim, estão todos apontando um caminho e o monge pode ir para onde for, mas seu *satori* não é sem propósito.

Tokusan era um grande estudioso do *Sutra do Diamante*. Ao saber que havia algo como o zen, que ignorava todas as escrituras e tocava diretamente a alma, ele foi até Ryutan para ser instruído no ensinamento. Um dia Tokusan estava sentado do lado de fora tentando contemplar o mistério do zen. Ryutan disse: "Por que você não entra?". Tokusan respondeu: "Está muito escuro". Uma vela foi acesa e estendida a Tokusan. Quando ele estava a ponto de pegá-la, Ryutan de repente soprou a chama, e então a mente de Tokusan se abriu.

Hyakujo (Pai-chang) saiu um dia acompanhando seu mestre Baso (Ma-tsu) quando viram um bando de gansos selvagens voando. Baso perguntou:

"O que são eles?"

"São gansos selvagens, senhor."

"Para onde estão voando?"

"Eles voaram para longe."

Baso, segurando abruptamente o nariz de Hyakujo, deu-lhe uma torcida. Dominado pela dor, Hyakujo gritou: "Ai! Ai!".

Baso disse: "Você falou que eles voaram para longe, mas eles estavam aqui desde o início".

Isso deixou as costas de Hyakujo molhadas de suor – ele havia atingido o *satori*.

Há alguma ligação possível entre lavar as tigelas, soprar uma vela e torcer o nariz? Devemos dizer como Ummon: se não há nenhuma, como todos eles chegaram a uma compreensão da verdade do zen? Se há, qual é a relação intrínseca? O que é esse *satori*? Que novo ponto de vista para olhar para as coisas é esse?

Sob a tutela de Daiye (Ta-hui),[24] o grande mestre zen da dinastia Sung, havia um monge chamado Doken (Tao-ch'ien). Ele passara muitos anos no estudo do zen, mas ainda não havia descoberto seus segredos, se é que eles existiam. O monge estava bastante desencorajado na época em que foi enviado para uma cidade distante numa missão. Uma viagem que exigiria meio ano para ser concluída e representava um empecilho e não uma ajuda em seus estudos. Sogen (Tsung-yuan), um de seus colegas, foi bastante solidário e disse: "Vou acompanhá-lo nessa viagem e farei tudo o que puder para você; não há motivo para que não continue com sua meditação mesmo enquanto viaja". Uma noite Doken implorou desesperadamente a seu amigo para ajudá-lo na solução do mistério da vida. Sogen disse: "Estou disposto a ajudá-lo como eu puder, mas há certas coisas nas quais eu não serei de ajuda alguma a você; essas, você deve buscar por conta própria". Doken quis saber quais eram essas coisas. Seu amigo disse: "Por exemplo, quando você estiver com fome ou sede, o fato de eu comer ou beber não encherá seu estômago; você deve comer ou beber por si mesmo. Quando quiser responder aos chamados da natureza,

---
24. 1089-1163. Discípulo de Yengo.

deve cuidar disso você mesmo, porque não poderei ser de nenhuma utilidade para você. E, além disso, não será ninguém a não ser você mesmo que carregará seu corpo ao longo dessa estrada".

Esse conselho amistoso abriu imediatamente a mente do monge buscador da verdade, que ficou tão extasiado com a descoberta que não sabia como expressar sua alegria. Sogen disse que seu trabalho estava concluído e que sua companhia não teria sentido depois disso; então deixou que Doken continuasse a jornada sozinho. Depois de meio ano, Doken retornou ao monastério. Daiye, ao encontrar por acaso Doken no caminho pelas montanhas, fez o seguinte comentário: "Desta vez ele sabe tudo". Eu pergunto: o que foi que passou pela mente de Doken quando seu amigo Sogen deu-lhe aquele conselho tão prosaico?

Kyogen (Hsiang-yen) foi um discípulo de Hyakujo (Pai-chang). Depois da morte de seu mestre, Kyogen foi até Yisan (Kuei-shan), um antigo discípulo de Hyakujo. Yisan falou: "Disseram-me que estudou com meu finado mestre e também que você tem uma inteligência notável. Compreender o zen por este meio resulta necessariamente numa compreensão intelectual analítica, algo que não tem muita utilidade; você deve, entretanto, ter atingido algum entendimento da verdade do zen. Exponha seu ponto de vista sobre a razão do nascimento e da morte, ou seja, sobre o seu próprio ser antes que seus pais lhe trouxessem ao mundo".

Assim questionado, Kyogen não soube como responder. Retirou-se para seu quarto e pesquisou com atenção as anotações que tinha feito sobre os sermões proferidos por seu finado mestre. Não conseguiu encontrar uma passagem apropriada que pudesse apresentar como sua própria opinião. Voltou até Yisan e implorou para que este o ensinasse sobre a fé do zen, mas Yisan respondeu: "Na verdade eu não tenho nada para transmitir a você e, se eu tentasse, você poderia me transformar num objeto do ridículo. Além disso, o que quer que eu diga a você é meu e jamais poderá ser seu". Kyogen ficou desapontado e considerou-o grosseiro. Finalmente, decidiu queimar todas suas anotações e os lembretes, que pareciam não oferecer qualquer ajuda para seu bem-estar espiritual, e retirar-se totalmente do mundo para viver o resto de sua vida na solidão e na simplicidade, de acordo com as regras budistas. Ele ponderou: "Qual é a utilidade de estudar o budismo, que é tão difícil de compreender e sutil demais para ser transmitido como instrução? Serei um monge sem morada, despreocupado e livre do desejo de compreender coisas que são profundas demais para o pensamento". Ele deixou Yisan e construiu uma cabana perto do túmulo de Chu, o Mestre Nacional de Nan-yang. Um dia, estava tirando ervas daninhas e varrendo o chão quando uma pedra que ele tinha varrido atingiu um bambu; o som inesperado produzido pela percussão elevou sua mente ao estado de *satori*. Sua alegria foi imensa. A questão proposta por Yisan tornou-se transparente; ele sentiu-se como se tivesse encontrado seus pais perdidos. Além disso, percebeu a gentileza de Yisan em recusar-se a instruí-lo, porque agora ele sabia que essa experiência talvez não tivesse acontecido se Yisan fosse grosseiro o bastante para explicar-lhe as coisas.

Então o zen não pode ser explicado de forma que um mestre leve todos os seus pupilos à iluminação através da explanação? O *satori* é algo impossível de ser analisado pelo intelecto? Sim, trata-se de uma experiência que nenhuma tentativa de explicação ou argumentação pode tornar comunicável aos outros, a menos que esses últimos a tenham experenciado anteriormente. Se o *satori* fosse acessível à análise no sentido de que, ao fazê-la, ele se tornasse perfeitamente claro para outra pessoa que nunca o teve, esse *satori* não seria *satori*. Porque quando o *satori* se torna um conceito, deixa de ser ele mesmo; e não existirá mais uma experiência zen. Portanto, tudo o que podemos fazer no zen em termos de instrução é indicar, ou sugerir, ou mostrar o caminho de forma que a atenção seja dirigida para o objetivo. Quanto a atingir o objetivo e apossar-se daquilo, isso deve ser feito pelo próprio indivíduo, porque ninguém mais pode fazê-lo. Quanto às indicações, elas estão por toda parte. Quando a mente de um homem está madura para o *satori*, o indivíduo se depara com ele em todos os lugares. Um som inarticulado, uma observação pouco inteligente, uma flor desabrochando ou um incidente trivial como tropeçar, são condições ou ocasiões que abrirão sua mente ao *satori*. Aparentemente, um evento insignificante produz um efeito cuja importância é completamente desproporcional em relação ao acontecimento. Basta o leve toque de um fio elétrico para produzir uma explosão que sacudirá as bases da terra. Todas as causas, todas as condições do *satori* estão na mente; elas estão apenas esperando para amadurecer. Quando a mente está pronta por quaisquer motivos, um pássaro voa ou um sino toca e você imediatamente retorna a seu lar original; ou seja, descobre o seu ser verdadeiro. Desde o início nada foi escondido de você, tudo o que desejava ver estava lá todo o tempo na sua frente, foi apenas você que fechou sua mente para o fato. Não há portanto no zen nada a ser explicado, nada a ser ensinado que aumente seu conhecimento. A menos que brote de dentro de você, nenhum conhecimento é seu de fato, é apenas uma plumagem emprestada.

Kozankoku (Huang Shan-ku), um poeta confuciano e estadista de Sung, foi até Kwaido (Hui-t'ang) para ser iniciado no zen. Disse o mestre: "Há uma passagem no texto que você conhece bem que descreve apropriadamente o ensinamento do zen. Não foi Confúcio quem declarou: 'Vocês acham que estou escondendo coisas de vocês, meus discípulos? Na verdade eu não tenho nada a esconder de vocês'?". Kozankoku tentou responder, mas Kwaido imediatamente interrompeu-o dizendo: "Não, não!". O estudioso confuciano ficou com a mente perturbada, mas não soube como expressar-se. Algum tempo depois eles estavam caminhando nas montanhas; o louro silvestre estava todo florido e o ar estava perfumado com seu aroma. O mestre zen perguntou: "Sente esse cheiro?". Quando o confuciano respondeu afirmativamente, Kwaido disse: "Aí está, não tenho nada a esconder de você". Esse lembrete de imediato levou a mente de Kozankoku à abertura do *satori*.

Esses exemplos são suficientes para mostrar o que é *satori* e como ele se dá. O leitor pode perguntar, contudo: "Depois da leitura atenta de suas explicações ou indicações, não estamos nem um pouco mais sábios. Não pode descrever definitivamente o conteúdo do *satori*, se houver de fato algum? Seus exemplos e afirmações são bastante experimentais, mas nos dá apenas uma vaga ideia; onde fica o porto no qual o barco finalmente chega?". A isso o devoto zen pode responder: no que tange ao conteúdo, não há nada no *satori* ou no zen que possa ser descrito, apresentado ou demonstrado para sua apreciação intelectual. Porque o zen não tem a ver com ideias e o *satori* é uma espécie de percepção interna – não a percepção de um único objeto isolado, mas a percepção da realidade propriamente dita, por assim dizer. O destino final do *satori* é em direção ao Eu; ele não tem outro fim a não ser retornar para dentro de si. Portanto, disse Joshu: "Tome uma xícara de chá". Portanto, disse Nansen: "Essa foice é muito boa, ela corta tão bem". Essa é a maneira pela qual o Eu funciona, e isso deve ser apreendido, se é que há a possibilidade de apreendê-lo, em meio ao seu processo de funcionamento.

Como o *satori* toca a raiz primária da existência, atingi-lo geralmente marca um ponto de mutação na vida do indivíduo. A conquista, contudo, deve ser completa e clara; um *satori* morno, se é que isso existe, é pior do que *satori* nenhum. Veja os seguintes exemplos:

Quando Rinzai (Lin-chi) se submeteu humildemente aos trinta golpes de Obaku (Huang-po), ficou com uma aparência lastimável; mas, assim que atingiu o *satori*, tornou-se um personagem completamente diferente. Sua primeira exclamação foi: "Não há muita coisa afinal no budismo de Obaku". E quando viu novamente o severo Obaku, devolveu-lhe o favor, dando-lhe um tapa na cara. "Que arrogância! Que desaforo!", pode-se pensar. Mas havia um motivo para a grosseria de Rinzai; não admira que Obaku tenha ficado muito satisfeito com esse tratamento.

Quando Tokusan (Te-shan) atingiu um entendimento da verdade do zen, pegou imediatamente todos os seus comentários sobre o *Sutra Diamante*, que antes considerava tão valiosos e indispensáveis que os carregava aonde ia, e ateou fogo neles, reduzindo todos os manuscritos a cinzas. Ele exclamou: "Por mais que se tenha um conhecimento profundo da filosofia abstrusa, é como um fio de cabelo voando na vastidão do espaço; por mais importante que seja a experiência de alguém nas coisas mundanas, é como uma gota d'água lançada num abismo imensurável".

Um dia, após o incidente dos gansos em revoada que foi citado anteriormente, Baso apareceu na sala de pregação e estava prestes a falar diante de uma congregação, quando Hyakujo, cujo nariz estava literalmente deslocado, começou a enrolar a esteira que é estendida na frente do Buda para o mestre ajoelhar-se. Enrolar a esteira normalmente significa o fim do sermão. Baso, sem protestar, desceu do púlpito e retornou a seu quarto. Mandou então buscar Hyakujo e perguntou-lhe por que enrolara a esteira antes que ele tivesse dito qualquer palavra. Hyakujo respondeu: "Ontem você torceu meu nariz e doeu muito". Baso falou: "Por onde vagavam seus pensamentos?". Hyakujo respondeu: "Hoje não senti mais dor". Com isso Baso reconheceu a compreensão de Hyakujo.

Esses exemplos são suficientes para mostrar as mudanças que se produzem na mente de alguém ao atingir o *satori*. Antes do *satori*, como esses monges eram impotentes! Eram como viajantes perdidos no deserto. Mas depois do *satori* comportam-se como monarcas absolutos; não são mais escravos de ninguém, eles são mestres de si mesmos.

Após essas observações, os seguintes pontos sobre a abertura da mente, chamada *satori,* podem ser observados e sumarizados:

1. As pessoas com frequência imaginam que a disciplina do zen é produzir um estado de autossugestão através da meditação. Isso está totalmente equivocado, como pode ser visto a partir dos vários exemplos citados anteriormente. O *satori* não consiste em produzir uma determinada condição premeditada ao pensar nela intensamente. Ele é a aquisição de um novo ponto de vista para ver as coisas. Desde o desabrochar da consciência fomos levados a responder às condições internas e externas de uma certa maneira conceitual e analítica. A disciplina do zen consiste em destruir essa fundação de uma vez por todas e reconstruir a velha estrutura sobre uma base inteiramente nova. É evidente, portanto, que meditar sobre declarações metafísicas e simbólicas, que são produtos de uma consciência relativa, não faz parte do zen.

2. Sem atingir o *satori*, ninguém pode penetrar a verdade do zen. *Satori* é o vislumbre repentino de consciência de uma nova verdade até então inimaginável. É uma espécie de catástrofe mental que acontece de uma só vez, depois de muito empilhar questões intelectuais e demonstrativas. A pilha atinge um limite de estabilidade e todo o edifício rui ao chão quando, de repente, um novo céu se abre para a vista. Quando o ponto de congelamento é atingido, a água se torna gelo; o líquido de súbito se transforma num corpo sólido e não flui mais livremente. O *satori* chega ao homem inesperadamente, quando ele sente que exauriu todo seu ser. Religiosamente, é um novo nascimento; intelectualmente, é a aquisição de um novo ponto de vista. O mundo surge agora vestido com uma nova roupa, que parece cobrir toda a fealdade do dualismo, que é chamado de ilusão na fraseologia budista.

3. O *satori* é a razão de ser do zen, sem a qual o zen não é zen. Portanto, qualquer ideia, disciplinar ou doutrinária, é dirigida para o *satori*. Os mestres zen não podem permanecer pacientes até que o *satori* venha por si mesmo; ou seja, que venha esporadicamente ou a seu bel-prazer. Em seu esforço para ajudar os discípulos na busca da verdade do zen, suas apresentações evidentemente enigmáticas são pensadas para criar em seus discípulos um estado mental que abriria de forma mais sistemática o caminho para a iluminação. Todas as demonstrações intelectuais e persuasões exortativas até então realizadas pela maioria dos líderes religiosos e filosóficos falharam em produzir o efeito desejado e seus discípulos foram cada vez mais desencaminhados. Foi esse em especial o caso quando o budismo foi introduzido na China, com toda sua herança indiana de abstrações altamente metafísicas e sistemas extremamente complicados de disciplina de ioga que deixaram os chineses mais práticos perdidos sobre como compreender o ponto central da doutrina de Sakyamuni. Bodhidharma, o Sexto Patriarca, Baso e outros mestres chineses perceberam esse fato, e a proclamação e o desenvolvimento do zen foram o resultado natural. O *satori* foi colocado por eles acima do aprendizado dos sutras e das discussões intelectuais dos sastras e foi identificado com o próprio

zen. O zen sem *satori*, portanto, é como a pimenta sem seu ardor. Mas existe também o apego excessivo à experiência do *satori*, o que deve ser abominado.

4. Essa ênfase ao *satori* no zen torna bastante significativo o fato de que o zen não é um sistema de Dhyana tal como é praticado na Índia e por outras escolas budistas na China. Por Dhyana normalmente se entende um tipo de meditação ou contemplação dirigida a algum pensamento fixo; no budismo Hinayana é a ideia de transitoriedade, enquanto no Mahayana é normalmente a doutrina da vacuidade. Diz-se que o Dhyana atingiu sua perfeição quando a mente foi treinada dessa forma para ser capaz de perceber um estado de vazio perfeito no qual não resta um só traço de consciência, até mesmo com o desaparecimento da sensação de estar inconsciente; em outras palavras, quando todas as formas de atividade mental são varridas do campo da consciência, deixando a mente como um céu livre de qualquer vestígio de nuvem, uma simples vastidão azul. Isso pode ser chamado êxtase ou transe, mas não é o zen. No zen, deve haver *satori*; deve haver uma mudança mental drástica que destrói as velhas acumulações da intelecção e estabelece as fundações para uma nova vida; deve haver o despertar de um novo sentido que verá as velhas coisas a partir de um ângulo de observação jamais sonhado. Em Dhyana não há nada disso, porque é meramente um exercício de aquietar a mente. Dessa forma, o Dhyana sem dúvida tem seu mérito, mas o zen não deve ser identificado com ele.

5. O *satori* não é ver Deus tal como ele é, como pode ser afirmado por alguns místicos cristãos. O zen desde o início deixou claro e insistiu na tese principal, que é ver como se dá o trabalho da criação; o criador pode ser encontrado atarefado construindo seu universo ou estar ausente de sua oficina, mas o zen continua com seu trabalho próprio. Ele não depende da sustentação de um criador; quando compreende a razão para viver a vida, está satisfeito. Hoyen (Fa-yen, falecido em 1104) de Go-so-san costumava mostrar sua própria mão e perguntar a seus discípulos por que ela era chamada de mão. Quando sabemos a razão, há *satori* e temos

zen. Já com o Deus do misticismo há a compreensão de um objeto definido; quando você tem Deus, o que é não Deus é excluído. Isso é limitante. O zen quer absoluta liberdade, mesmo de Deus. "Não ter morada" significa exatamente isso; "Limpe sua boca depois que disser a palavra Buda" é a mesma coisa. Não que o zen queira ser morbidamente profano e sem Deus, mas ele reconhece a incompletude de um simples nome. Portanto, quando pediram que Yakusan (Yueh-shan, 751-834) desse uma aula, ele não disse uma palavra, mas em vez disso desceu do púlpito e foi para seu quarto. Hyakujo simplesmente deu alguns passos, parou e então abriu os braços, e esta foi sua exposição sobre o grande princípio.

6. *Satori* não é um estado mental mórbido, um tema a ser estudado pela psicologia da anormalidade, mas sim um estado mental perfeitamente normal. Quando falo de mudança mental drástica, alguns podem ser levados a considerar o zen como algo a ser evitado por pessoas comuns. Esta é uma visão muito equivocada do zen, mas que infelizmente é sustentada com frequência por críticos preconceituosos. Como Joshu declarou: "O zen é seu pensamento cotidiano"; depende do ajuste da dobradiça o fato de a porta abrir para dentro ou para fora. Num piscar de olhos, tudo muda e você tem o zen, e você continua tão perfeito e tão normal como sempre foi. Mais do que isso, você adquiriu algo totalmente novo nesse ínterim. Todas as suas atividades mentais agora funcionarão com uma tonalidade diferente, que será mais satisfatória, mais pacífica e mais plena de alegria do que qualquer coisa que você tenha experimentado antes. O tom da vida se altera. Há algo rejuvenescedor na posse do zen. As flores da primavera parecem mais bonitas e o riacho na montanha corre mais fresco e mais transparente. A revolução subjetiva que traz esse estado de coisas não pode ser chamada de anormal. Se a vida torna-se mais agradável e sua amplitude se expande para incluir o próprio universo, deve haver algo bastante precioso no *satori* e pelo qual vale a pena esforçar-se para obter.

VIII. O *koan*[25]

O zen é um produto único da mente oriental e sua singularidade consiste, no que diz respeito a seu aspecto prático, no treinamento metódico da mente para amadurecer no estado de *satori*, quando todos seus segredos são revelados. O zen pode ser considerado uma forma de misticismo, mas ele difere de todas as suas outras formas em termos de sistema, disciplina e resultado final. Com isso quero dizer principalmente o exercício do *koan* e o *zazen*.

Zazen, ou seu equivalente em sânscrito *dhyana*, significa sentar-se de pernas cruzadas em quietude e profunda contemplação. A prática originou-se na Índia e se espalhou por todo o Oriente. Ela resistiu aos séculos e os modernos seguidores do zen ainda a observam estritamente. Nesse sentido, o *zazen* é o método prático de disciplina espiritual predominante no Oriente, mas quando é usado em conexão com o *koan* assume uma característica especial e torna-se então monopólio do zen.

Não é o objetivo desde capítulo explicar integralmente o que é o *zazen* ou o *Dhyana*, mas sim abordar principalmente o *koan* como a característica mais essencial do zen praticado hoje no Extremo Oriente. No budismo, o *Dhyana* era originalmente um dos três ramos de disciplina: *Sila* (preceitos morais), *Dhyana* (contemplação) e *Prajna* (sabedoria). Os bons budistas devem observar moralmente todos os preceitos estabelecidos pelo Buda, devem ser amplamente versados nos métodos para manter sob controle suas paixões desordenadas e finalmente devem ser intelectuais[26] o bastante para conhecer todas as complexidades da lógica no avanço da metafísica budista. Quando falta a um homem qualquer uma dessas

---
25. Para uma abordagem mais completa do assunto, veja meus *Ensaios sobre o zen--budismo*, II.
26. *Prajna* é o mais alto poder da intuição que anuncia as profundezas da vida da nossa alma e é por natureza muito mais do que meramente intelectual. Para mais informações, leia o capítulo sobre o Prajnaparamita nos meus *Ensaios sobre o zen-budismo*, III.

qualificações, não se pode dizer que ele seja um bom seguidor de Sakyamuni. Mas à medida que o tempo passou, surgiram diferenciações, e alguns budistas passaram a enfatizar um dos três aspectos mais fortemente do que os outros. Alguns eram moralistas mais do que qualquer outra coisa, outros eram estudantes de Dhyana e outros ainda eram dedicados à maestria das sutilezas intelectuais envolvidas nos ensinamentos do budismo. Os seguidores do zen podem ser considerados praticantes de Dhyana, mas no zen a prática deixou de ser entendida em seu sentido primitivo, porque o zen tem agora seu próprio objetivo na prática dessa forma indiana particular de exercícios espirituais.

De acordo com o *Mahayana Sastra* citado no *Dhyana Paramita exposto sistematicamente*, de Chi-sha Daishi, fundador da seita T'ien-tai, o Dhyana é praticado a fim de cumprir os quatro grandes votos[27] almejados por todo budista devoto:

> Dhyana é o depósito da boa sabedoria,
> E o cultivo dos méritos bem-aventurados;
> Como a água livre de impurezas,
> Dhyana lava toda a poeira da paixão;
> Dhyana é a armadura feita de vajra,
> Que protege quem a usa das flechas dos desejos maléficos;
> Embora talvez ainda não tenhas atingido um estado de inação,
> Já estás avançando em direção ao Nirvana;
> Alcançarás o Vajra-samadhi,
> Reduzirás a pó os Obstáculos e Restrições, por mais que sejam altos como montanhas,
> Atingirás os Seis Poderes Miraculosos,
> E serás capaz de libertar inúmeros seres;
> Quando a poeira da Contrariedade se levantar tão alto a ponto de cobrir o sol celeste,

---

27. I. Prometo salvar todos os seres sencientes, ainda que sejam infinitos. 2. Prometo destruir todas as paixões, ainda que inexauríveis. 3. Prometo aprender todos os ensinamentos sagrados, ainda que inumeráveis. 4. Prometo seguir todos os caminhos do Buda, ainda que intransponíveis.

Grandes chuvas a levarão para longe,
O vento da Iluminação Intelectual poderá removê-la,
Mas é Dhyana que a destruirá por completo.

Dhyana vem da raiz *dhi*, que significa "perceber", "refletir sobre", "fixar a mente em"; embora *dhi* possa ter alguma ligação etimológica com *dha*, "segurar", "guardar", "manter". Dhyana, portanto, significa conter os pensamentos, não permitir que os pensamentos vagueiem para fora de seu caminho legítimo; ou seja, significa ter a mente concentrada em um único tema de pensamento. Portanto, quando o zen ou o Dhyana são praticados, todos os detalhes externos devem ser controlados de forma a trazer a mente à condição mais favorável possível, na qual ela gradualmente se elevará acima da turbulência das paixões e sensualidades. Por exemplo, comer e beber precisam ser regulados de forma adequada; não se deve dormir demais; o corpo deve ser mantido numa posição natural e confortável, porém ereto; e, quanto ao controle da respiração, é sabido que os indianos são artistas consumados nesse quesito. Em seguida, a escolha do lugar em que o praticante de Dhyana vai se sentar é uma questão importante, e naturalmente é melhor evitar lugares como o mercado, a fábrica ou o escritório. Há muito mais regras ou sugestões relacionadas ao controle do corpo e da mente que são tratadas extensamente no trabalho de Chi-sha sobre o *Dhyana-Paramita*.[28]

Como é evidente mesmo a partir desse breve relato sobre o Dhyana, o *zazen*, tal como é praticado pelos devotos zen, não tem o mesmo objeto em mente como no caso dos budistas em geral. No zen, Dhyana ou *zazen* é usado como um meio de atingir uma solução para o *koan*. O zen não faz do Dhyana um fim em si mesmo, porque a prática do *zazen* é secundária se considerada separadamente ao exercício do *koan*. É sem dúvida um acompanhamento necessário para a mestria do zen; mesmo quando o *koan* é compreendido, sua

---

28. Quanto à prática do *zazen* no Japão, veja meus *Ensaios sobre o zen-budismo*, II, p. 284-7.

profunda verdade espiritual não será assimilada pela mente do estudante zen se ele não for bem treinado em zazen. *Koan* e *zazen* são duas partes essenciais do zen; o primeiro é o olho e o segundo é o pé.

Nos primórdios do budismo na China, a discussão filosófica atraiu, primeiro, a atenção dos estudantes mais dedicados do budismo e sutras como *Avatamsaka, Pundarika, Prajnaparamita, Nirvana* etc. foram logo traduzidos para o chinês. Os profundos pensamentos metafísicos contidos nesses textos sagrados interessavam os estudiosos chineses mais do que outras questões também encontradas neles e foi provavelmente o incomparável Kumarajiva que deu um grande incentivo aos budistas chineses para alcançarem o domínio intelectual dos textos. O estudo ético do budismo veio em seguida. Quando Bodhidharma, o Primeiro Patriarca do zen, chegou à China no século VI, ele era visto com certa desconfiança, como uma espécie de herege. Estudiosos da filosofia budista não o entendiam e não gostavam dele. Mesmo quando Yeno (Hui-neng), o Sexto Patriarca, saiu da obscuridade e do retiro para anunciar a si próprio como o legítimo transmissor do zen, não foi muito notado pelos outros praticantes de Dhyana. Até então, Dhyana ou *zazen* eram praticados principalmente a partir da tradição Hinayana, conforme se lê nos escritos biográficos do início do budismo na China e também se pode inferir a partir de sutras sobre o Dhyana que foram traduzidos para aqueles tempos. Foi uma geração ou duas depois de Yeno que o zen, tal como o entendemos hoje, passou a existir, desenvolvendo-se rapidamente logo depois, de forma a ofuscar todas as outras escolas budistas. Atualmente não há monastérios budistas na China que não pertençam à seita zen, e a maioria deles é da escola Rinzai do zen.[29] Um dos motivos dessa conquista está na prática do *zazen* como meio de dominar o *koan* e assim atingir o *satori*.

Ko-an significa literalmente "um documento público" ou "estatuto de autoridade" – um termo que entrou em voga no fim da

---

29. Atualmente, o budismo chinês é uma estranha mistura de zen e nembutsu, embora a maioria dos monastérios afirme pertencer à seita zen. Eles recitam o *sutra Amitabha* junto ao *Prajnahridaya*.

dinastia T'ang. Ele hoje representa uma anedota de um mestre antigo, ou um diálogo entre um mestre e monges, ou uma afirmação ou pergunta feita por um professor, todos eles usados como meio para abrir a mente para a verdade do zen. No começo, é claro, não havia *koan* da forma como o entendemos hoje; é uma espécie de instrumento artificial criado a partir da plenitude de coração dos mestres zen posteriores, que por esse meio forçavam a evolução da consciência zen na mente de seus discípulos menos dotados.

A mente pode crescer por si só, mesmo quando se permite que a natureza atinja seus fins, mas o homem nem sempre pode esperar por ela; ele gosta de interferir para o bem ou para o mal. Ele nunca é paciente: sempre que houver uma chance de colocar o dedo, ele certamente o fará. A interferência às vezes é útil, mas às vezes decididamente não o é. Como regra, funciona de duas formas. Nós recebemos bem a interferência humana quando há mais a ganhar do que a perder e chamamos isso de melhoria e progresso; mas quando acontece o oposto, chamamos de retrocesso. A civilização é humana e artificial; alguns não estão satisfeitos com ela e querem voltar para a natureza. Bem, o chamado progresso moderno não é, de forma alguma, perfeita bem-aventurança, mas, no geral, pelo menos do lado material da vida, parecemos estar melhor hoje em dia do que antes e vemos alguns sinais de melhorias. Portanto, nossas queixas em geral não são afirmadas com muita veemência.

Da mesma forma, a introdução do sistema *koan* no zen, puro, natural e elementar é ao mesmo tempo uma deterioração e uma melhoria. Mas, uma vez que passou a existir, parece muito difícil abandoná-lo. É claro que foi uma atitude muito humana por parte do mestre zen pensar em seus irmãos menos afortunados cujos dotes naturais não eram tão ricos quanto os seus e que, portanto, provavelmente perderiam oportunidades para penetrar na verdade do zen. Ele queria lhes transmitir, se possível, a mesma bem-aventurança maravilhosa da compreensão que havia conquistado através da mestria do zen. Seu instinto materno o fez pensar em alguma forma para abrir ou mesmo forçar as mentes de seus discípulos a ver as belezas desconhecidas do *satori* que, se deixados aos seus modos ignorantes, jamais chegariam até eles exceto por uma rara e feliz coincidência. O mestre sabia que o recurso do *koan* era artificial e supérfluo; porque a menos que o zen cresça a partir da atividade interior de um homem, ele não pode ser verdadeiramente genuíno e pleno de vitalidade criativa como deve ser. Mas mesmo algo semelhante seria uma bênção, quando o objeto genuíno é tão difícil e raro de se obter; e, além disso, é provável que, se abandonado à própria sorte, desapareça por completo em meio à experiência humana. A semelhança não é necessariamente um mero paliativo, mas pode ter em si alguma coisa bastante verdadeira e cheia de possibilidades; porque o sistema *koan* e *zazen*, quando usado de forma adequada, de fato abre a mente para a verdade do zen. Por que então não deveríamos adotá-lo e utilizá-lo em sua plenitude?

No início, o mestre zen era uma espécie de autodidata; ele não tinha educação escolar, não havia sido enviado para a faculdade para estudar. Mas, a partir de uma necessidade interna motivadora que perturbava seu espírito, ele não podia conter o ímpeto de reunir todo o conhecimento de que precisava. Ele se aperfeiçoava sozinho. É claro, tinha um professor, mas o professor não o ajudava da forma que os estudiosos de hoje são ajudados – ajudados com muita frequência, na verdade além das necessidades reais do discípulo, mais do que é realmente bom para ele. Essa falta de uma educação suave tornava o antigo mestre zen mais forte e mais cheio de virilidade. Essa é a razão pela qual, no início – ou seja, durante a dinastia T'ang –, o zen era tão ativo, tão brilhante, tão intenso. Quando o sistema *koan* entrou em voga durante a dinastia Sung, a época de ouro do zen estava quase no fim e ele mostrava sinais graduais de declínio e senilidade.

Aqui está, então, um dos primeiros *koans* dados aos estudantes atuais. Quando o Sexto Patriarca foi questionado pelo monge Myo (Ming) sobre o que era o zen, disse: "Quando sua mente não está presa ao dualismo do bem e do mal, como é seu rosto original antes de ter nascido?" (Mostre-me esse "rosto" e você penetrará o mistério do zen. Quem é você antes de Abraão nascer? Quando tiver uma entrevista pessoal e íntima com esse personagem, saberá melhor quem você é e quem é Deus. Então diz-se para o monge apertar a mão desse homem original ou, metafisicamente falando, de seu próprio eu interior.).

Quando essa pergunta foi feita ao monge Myo, ele já estava mentalmente pronto para ver a verdade dela. O questionamento está apenas na superfície; trata-se na verdade de uma afirmação que tem o objetivo de abrir a mente do ouvinte. O Patriarca percebeu que a mente de Myo estava prestes a desabrochar para a verdade do zen. O monge vinha tateando no escuro por muito tempo, com afinco; sua mente havia se tornado mais madura, tão madura de fato que era como uma fruta que precisava de apenas uma leve sacudida para cair ao chão; sua mente requeria apenas um toque final da mão do mestre. A pergunta pelo "rosto original" foi o último toque necessário e a mente de Myo instantaneamente se abriu e compreendeu a verdade. Mas quando essa declaração em forma de pergunta sobre "o rosto original" é feita a um noviço, que não teve um treinamento anterior no zen como Myo, a intenção costuma ser despertar a mente do estudante para o fato de que aquilo que ele até agora aceitava como um fato comum, ou como uma impossibilidade lógica, não é necessariamente assim e que sua antiga forma de olhar as coisas nem sempre foi correta ou útil para seu bem-estar espiritual. Depois que isso é percebido, o estudante pode ponderar sobre a afirmação e esforçar-se para chegar à sua verdade, se é que há alguma. Forçar o estudante a assumir essa atitude inquiridora é o objetivo do *koan*. O estudante deve continuar então com essa atitude até que chegue à beira de um precipício mental, por assim dizer, onde não há alternativa a não ser saltar. Abrir mão daquilo que o faz agarrar-se à vida levará o estudante a uma visão plena de "seu rosto original", como desejado pela declaração do Sexto Patriarca. Então se pode observar que hoje o *koan* não é tratado exatamente da mesma maneira que era naqueles tempos. Conforme proposto anteriormente, ele era a culminação, por assim dizer, de tudo o que vinha acontecendo na mente do monge Myo, cuja elaboração recebeu seu toque final; em vez de chegar no início do exercício zen, como acontece agora, a pergunta do Sexto Patriarca chegava no fim da corrida. Mas nos tempos modernos o *koan* é usado como um ponto de partida; ele oferece um movimento inicial na corrida pela experiência zen. Mais ou menos mecânico no começo, o movimento adquire o tom necessário para o amadurecimento da consciência zen; o *koan* funciona como um fermento. Quando se obtêm as condições suficientes, a mente desabrocha plenamente no *satori*. Usar um *koan* dessa forma instrumental para abrir a mente a seus próprios segredos é uma característica do zen moderno.

Hakuin costumava mostrar uma das mãos e pedia a seus discípulos que ouvissem o som dela. Normalmente ouve-se um som somente quando duas mãos batem palmas, e nesse sentido nenhum som possível pode sair de apenas uma mão. Hakuin quer, contudo, atingir a raiz de nossa experiência cotidiana, que é construída sobre uma base lógica ou científica. Essa subversão fundamental é necessária para construir uma nova ordem das coisas com base na experiência zen. Daí esse pedido tão pouco natural – e portanto ilógico – feito por Hakuin a seus pupilos. O *koan* anterior era sobre "o rosto", algo para se olhar, enquanto o último é sobre "o som", algo que apela ao sentido da audição; mas o propósito último dos dois é o mesmo: ambos têm o objetivo de abrir a câmara secreta da mente, onde os devotos podem encontrar inúmeros tesouros guardados. O sentido de ver ou ouvir não tem nada a ver com o significado essencial do *koan*; como dizem os mestres zen, o *koan* é apenas um tijolo usado para bater num portão, um dedo indicador apontando para a lua. Sua intenção é apenas sintetizar ou transcender – qualquer que seja a expressão que você prefira – o dualismo dos sentidos. Enquanto a mente não estiver livre para perceber o som produzido por uma mão, ela é limitada e está dividida contra si mesma. Em vez de compreender a chave para os segredos da criação, a mente está impotentemente enterrada na relatividade das coisas e, portanto, em sua superficialidade. A menos que a mente esteja livre de seus grilhões, nunca chegará o tempo para ela ver o mundo inteiro com alguma satisfação. O som de uma mão de fato chega ao mais alto céu, bem como ao mais baixo inferno, da mesma forma que o rosto original de alguém olha para todo o campo da criação até o fim dos tempos. Hakuin e o Sexto Patriarca estão de mãos dadas sobre a mesma plataforma.

Para mencionar outro exemplo, quando Joshu foi questionado sobre o significado da ida de Bodhidharma para o Oriente (o que, proverbialmente, é o mesmo que perguntar sobre o princípio fundamental do budismo), ele respondeu: "O cipreste no pátio".

"Você está falando de um símbolo objetivo", disse o monge.

"Não, não estou falando de um símbolo objetivo."

"Então, qual é o princípio fundamental do budismo?", perguntou novamente o monge.

"O cipreste no pátio", respondeu Joshu mais uma vez.

Isso também é dado a um iniciante como *koan*.

Falando de forma abstrata, não se pode dizer que esses *koans* sejam totalmente absurdos mesmo do ponto de vista do senso comum; e se quisermos refletir sobre eles provavelmente há espaço suficiente para fazer isso. Por exemplo, alguns podem ver a mão única de Hakuin como simbolizando o universo ou o incondicionado, e o cipreste de Joshu como uma manifestação concreta do princípio maior, através do qual a tendência panteísta do budismo pode ser reconhecida. Mas compreender o *koan* assim intelectualmente não é zen, nem tampouco esse simbolismo metafísico está presente em absoluto aqui. Sob nenhuma circunstância o zen deve ser confundido com a filosofia; o zen tem sua própria razão de ser, e nunca se deve perder de vista esse fato; do contrário, toda a estrutura do zen rui. O "cipreste" é para sempre um cipreste e não tem nada a ver com o panteísmo ou qualquer outro "ismo". Joshu não era um filósofo, nem mesmo no sentido mais amplo e popular; ele era um mestre zen e tudo o que sai de seus lábios é uma afirmação diretamente resultante de sua experiência espiritual. Portanto, fora esse tanto de "subjetivismo", embora realmente não existam tais dualidades no zen como sujeito e objeto, pensamento e mundo, o "cipreste" perde totalmente sua significação. Se for uma declaração intelectual ou conceitual, podemos tentar compreender seu significado através do encadeamento racional de ideias contido nela, e podemos vir a imaginar que finalmente resolvemos a dificuldade; mas os mestres zen garantirão que mesmo assim o zen estará a três mil milhas de distância de você e o espírito de Joshu poderá ser ouvido rindo de você por trás do véu que no fim das contas você não conseguiu remover. O *koan* é para ser nutrido naqueles recessos da mente que nenhuma análise lógica pode jamais alcançar. Quando a mente amadurecer a ponto de sintonizar-se com um estado semelhante ao de Joshu, o significado do "cipreste" revelar-se-á e, sem mais questionar, você estará convencido de que então sabe tudo.

Depois da morte de seu mestre, um discípulo de Joshu chamado Kaku-tetsu-shi (Chueh T'ieh-tzu) foi questionado se ele tinha mesmo feito a declaração sobre o cipreste em resposta à pergunta "qual é o princípio fundamental do budismo?". O discípulo declarou sem hesitar: "Meu mestre nunca fez tal declaração". Essa foi uma contradição direta do fato, já que todos então sabiam que Joshu havia sim feito a declaração, e aquele que havia feito a pergunta a Kaku-tetsu-shi tampouco era ignorante do fato. Seu questionamento tinha por objetivo saber que entendimento o discípulo de Joshu tinha sobre o significado da história do cipreste. Então, o indagador continuou inquirindo Tetsu: "Mas isso é afirmado por todos, como você pode negar?". Tetsu insistiu: "Meu mestre nunca disse isso; e você fará bem em não depreciá-lo". Que declaração audaciosa! Mas aqueles que conhecem o zen sabem que essa negação direta é a prova irrevogável de que Tetsu compreendeu totalmente o espírito de seu mestre. Seu zen era inquestionável. Mas do ponto de vista do senso comum, nenhuma habilidade intelectual é capaz de reconciliar essa negação direta com o simples fato. O zen é, portanto, impiedoso em relação àqueles críticos que consideram a história do cipreste como uma expressão típica do panteísmo Mahayana.

Os *koans*, portanto, como vimos, costumam fechar todas as possíveis vias de racionalização. Depois de apresentar seu ponto de vista em entrevistas com o mestre, o que é tecnicamente chamado *sanzen*, você certamente chegará ao limite dos seus recursos, e chegar a esse beco sem saída é realmente o verdadeiro ponto de partida no estudo do zen. Ninguém pode entrar no zen sem essa experiência. Quando esse ponto é alcançado, pode-se considerar que os *koans* atingiram metade do objetivo para o qual existem.

Falando de forma convencional – e acho que é mais fácil para o leitor em geral ver o zen assim apresentado –, há recessos desconhecidos em nossas mentes que estão além do limiar da consciência relativamente construída. Não é correto designá-los como "subconsciente" ou "supraconsciente". A palavra "além" é usada simplesmente porque é um termo mais conveniente para indicar sua localização. Mas na verdade não existe em nossa consciência "além", "abaixo" ou "acima". A mente é um todo indivisível e não pode ser desmembrado em partes. A chamada *terra incógnita* é a concessão do zen ao nosso modo comum de falar, porque qualquer campo da consciência que nos é conhecido costuma estar repleto de lixo conceitual e, para nos livrarmos dele, o que é absolutamente necessário para a experiência madura do zen, o psicólogo zen às vezes aponta para a presença de alguma região inacessível em nossas mentes. Embora na verdade não exista tal região separada de nossa consciência cotidiana, dizemos isso por ser mais facilmente compreensível para nós. Quando o *koan* destrói todos os obstáculos para a verdade última, percebemos que não existem afinal coisas como "recessos escondidos da mente" e nem mesmo a verdade do zen, que parece todo o tempo tão misteriosa.

O *koan* não é uma charada nem tampouco uma observação espirituosa. Ele tem um objetivo bem definido, de fazer surgir a dúvida e levá-la até os últimos limites. Uma declaração construída sobre uma base lógica é acessível através de sua racionalidade; qualquer dúvida ou dificuldade que possamos ter sobre ela se dissolve seguindo a corrente natural de ideias. Todos os rios certamente deságuam no mar; mas o *koan* é uma parede de ferro obstruindo o caminho e ameaçando suplantar qualquer esforço intelectual que se possa fazer para passar. Quando Joshu diz "o cipreste no pátio" ou quando Hakuin mostra uma única mão, não há maneira lógica de desviar do obstáculo. Você sente como se a marcha de seus pensamentos tivesse sido abruptamente interrompida. Você hesita, duvida, fica perturbado e agitado, sem saber como passar pela parede que parece absolutamente intransponível. Quando esse clímax é atingido, toda sua personalidade, sua vontade mais íntima, sua natureza mais profunda, determinada a colocar um fim à situação, atira-se diretamente e sem reservas contra a parede de ferro do *koan*, sem pensar em ser ou não ser, isto ou aquilo. Esse arremessar de todo o seu ser contra o *koan* abre inesperadamente uma região até então desconhecida da mente. Intelectualmente, isto é transcender os limites do dualismo lógico, mas é ao mesmo tempo uma regeneração, o despertar de um sentido interno que permite olhar para o verdadeiro funcionamento das coisas. Pela primeira vez o significado do *koan* se torna claro, e da mesma forma que se sabe que o gelo é frio e congelante. O olho vê, o ouvido ouve, certamente, mas é a mente como um todo que tem o *satori*; é sem dúvida um ato de percepção, mas é uma percepção da mais alta ordem. Aqui está o valor da disciplina zen, à medida que ela dá à luz uma convicção inabalável de que existe algo de fato além da mera intelecção.

Depois de romper a parede do *koan* e livrar-se das obstruções do intelecto, você volta, por assim dizer, à sua consciência cotidiana relativamente construída. Uma mão não emite som até que bata na outra. O cipreste está lá diante da janela; todos os seres humanos têm o nariz na vertical e os olhos na horizontal. O zen é então a coisa mais trivial do mundo. Um campo que antes supúnhamos estar bem distante é visto agora como o próprio campo sobre o qual andamos todos os dias. Quando saímos do *satori*, vemos o mundo familiar com toda sua multidão de objetos e ideias junto com sua logicidade e os consideramos "bons".

Quando não havia ainda o sistema *koan*, o zen era talvez mais natural e puro, mas eram apenas os poucos eleitos que podiam penetrar seu espírito. Supondo que você vivesse naquela época, o que faria se fosse duramente sacudido pelo ombro? Como reagiria se fosse chamado de capacho sujo de lama seca? Ou se simplesmente lhe pedissem para pegar uma almofada e, assim que você a entregasse ao mestre, ele batesse em você com ela? Se você tivesse uma determinação tão forte como o aço para penetrar as profundidades do zen e se sua fé na "razoabilidade" do zen fosse tão firme como a terra, depois de muitos anos de meditação você poderia atingir a mestria do zen; mas esses exemplos são raros nos tempos modernos; somos tão distraídos por todos os tipos de coisas que somos incapazes de andar sozinhos na passagem labiríntica do zen. No início da dinastia T'ang as pessoas eram mais simples e acreditavam mais, suas mentes não eram abarrotadas de preconceitos intelectuais. Mas essa situação não podia, de acordo com a natureza das coisas, durar muito tempo; era necessário, para manter a vitalidade do zen, encontrar algum recurso através do qual ele pudesse tornar-se mais acessível e mais popular; o exercício do *koan* tinha de ser estabelecido para o benefício das gerações mais novas e também das vindouras. Embora por natureza o zen não possa nunca tornar-se uma religião popular como o budismo Shin ou o cristianismo, o fato de ter mantido sua linha de transmissão ininterrupta por tantos séculos deve-se principalmente, a meu ver, ao sistema *koan*. Na China, onde o zen originou-se, ele não existe mais em sua forma pura; a linha de transmissão não existe mais por estar tão misturada à prática Terra Pura de evocar o nome do Buda. Apenas no Japão o zen ainda é viril e encontra expoentes ortodoxos; e temos todas as razões para acreditar que isso se deve ao sistema de rever os *koans* em conexão com a prática do *zazen*. Não há dúvida de que esse sistema é bastante artificial e abriga graves armadilhas, mas a vida do zen corre através dele quando este é apropriadamente trabalhado. Para aqueles que o seguem judiciosamente, guiados por um mestre competente, a experiência zen é possível e um estado de *satori* certamente será atingido.

Assim, podemos ver que essa experiência zen é algo realizável por meio de certo processo de treinamento. Ou seja, o exercício do *koan* é um sistema estabelecido com um objetivo definido em mente. O zen não é como outras formas de misticismo, cuja experiência é inteiramente entregue à natureza esporádica ou ao capricho da sorte. A sistematização do *koan* é, portanto, o ponto mais característico do zen. É isso que salva o zen de afundar-se em transe, de absorver-se na mera contemplação, de transformar--se num exercício de tranquilização. O zen tenta agarrar a vida no ato de viver; interromper o fluxo da vida para olhar para ela não é a tarefa do zen. A presença constante do *koan* diante da nossa visão mental mantém a mente sempre ocupada; ou seja, em plena atividade. O *satori* é atingido durante essa atividade e não suprimindo-a, como alguns podem imaginar. Podemos entender melhor o quanto o zen difere da "meditação", como a última costuma ser entendida e praticada, a partir do que foi dito anteriormente em relação à natureza do *koan*.

A sistematização do zen começou no início das Cinco Dinastias na China – ou seja, no século X –, mas sua consolidação se deveu ao gênio de Hakuin (1683-1768), que viveu na era Tokugawa. Não importa o que digam sobre os abusos do *koan*, foi ele que salvou o zen japonês da aniquilação total. Considere como o zen chinês está hoje em dia; até onde sabemos não passa de um mero nome; e perceba também a tendência geral mostrada na prática do zen pelos seguidores da escola Soto no Japão atual. Não podemos negar que há muitos pontos positivos no Soto, que deve ser cuidadosamente estudado. Mas, quanto à vida do zen, talvez haja maior atividade no Rinzai, que emprega o sistema do *koan*.

Pode-se dizer: "Se o zen vai mesmo tão além da compreensão intelectual quanto você alega, não deveria haver sistema algum nele; de fato, não poderia haver nenhum, porque a própria concepção de um sistema é intelectual. Para ser totalmente coerente, o zen deveria permanecer uma experiência simples e absoluta, excluindo tudo o que lembre processo, sistema ou disciplina. O *koan* deve ser uma excrescência, uma superfluidade, uma contradição". Teoricamente, ou melhor, do ponto de vista absoluto, isso é correto; assim, quando o zen é afirmado diretamente, ele não reconhece o *koan* e não conhece nenhum rodeio para se proclamar. Apenas um bastão, um leque ou uma palavra! Mesmo quando você diz: "É um bastão" ou "ouço um som" ou "vejo o punho", o zen já não está mais lá. É como o brilho de um relâmpago; não há espaço, não há tempo no zen nem mesmo para que um só pensamento seja concebido. Falamos de *koan* ou de um sistema só quando chegamos ao lado prático ou convencional dele. Como já foi dito, é realmente uma condescendência, uma desculpa, uma concessão, o fato de o presente trabalho ter sido escrito; muito mais ainda quando consideramos toda sistematização do zen.

Para aqueles que não conhecem o zen, essa "sistematização" não parece ser de fato uma sistematização, porque ela é cheia de contradições; e mesmo entre os mestres zen há uma grande discrepância, o que é bastante desconcertante. O que um afirma o outro nega diretamente ou faz uma declaração sarcástica a respeito, de forma que os não iniciados ficam perdidos quanto ao que concluir a partir dessa confusão perene e incorrigível. Mas o fato é que o zen realmente não deve ser considerado a partir de sua superfície; termos como sistema, racionalidade, consistência, contradição ou discordância pertencem apenas à superfície do zen; para compreender o zen devemos virar a peça de tapeçaria e examiná-la a partir do outro lado, onde podemos identificar num relance o intrincado padrão de entrelaçamento. Essa inversão da ordem é muito necessária no zen.

Permita-me citar um exemplo para observarmos como essa inversão é tratada por diferentes mestres. Funyo, um grande mestre zen da dinastia T'ang, disse: "Se um homem sabe o que é esse bastão, seu estudo do zen chega ao fim". Esse parece ser um *koan* bem simples. O mestre geralmente carrega um longo bastão que hoje é uma espécie de insígnia de sua autoridade religiosa, mas que antigamente era realmente um bastão de caminhada útil para escalar montanhas ou atravessar rios. Por ser um dos objetos mais comuns, era mostrado a qualquer momento por um mestre diante de sua congregação para ilustrar um sermão; e costumava ser assunto de grande discussão entre os monges. Cho de Rokutan, outro mestre zen, aparentemente contrariou a opinião do mestre anterior, Funyo, quando declarou: "Se um homem sabe o que é esse bastão, ele irá para o inferno tão rápido quanto uma flecha". Se esse for o caso, ninguém será instigado a estudar o zen; mas o que Cho quer dizer realmente? Ho-an, outro mestre zen, faz uma declaração sobre o bastão que não é radical; ele é bastante racional e inocente quando diz: "Se um homem sabe o que é esse bastão, deixe que o pegue e o coloque encostado naquela parede". Esses mestres estão afirmando o mesmo fato e apontando para a mesma verdade? Ou estão se contradizendo não apenas em palavras, mas em fatos e verdade? Vamos examinar mais mestres quanto à questão do bastão.

Suiryu um dia subiu ao púlpito e, mostrando seu bastão, confessou: "Meus vinte anos de residência nesse monastério se devem ao mérito disso".

Um monge deu um passo à frente e perguntou: "Que mérito você ganhou com isso?".

"Sustentando-me com isso, eu atravesso riachos, subo montanhas; na verdade, o que eu posso fazer sem ele?"

Mais tarde, Shokei, outro mestre, ouvindo essa observação, disse: "Se eu fosse ele, não diria aquilo".

"O que você diria?", outro monge rapidamente perguntou.

Shokei pegou o bastão, desceu ao chão e saiu andando.

Ho-an então fez a seguinte observação sobre os dois mestres: "O bastão de Suiryu era muito bom, mas que pena! Ele tem uma cabeça de dragão e um rabo de cobra. Faz Shokei segui-lo e o resultado é outra lástima: o dele era como pôr manchas num tigre listrado. Quando o monge perguntou qual poder do bastão ele tinha obtido, por que ele não o puxou e lançou diante da congregação? Então teria surgido um dragão real, um tigre real, fazendo aparecer nuvens e nevoeiros".

Agora, deixe-me perguntar, por que tanto barulho por nada, se é que podemos dizer assim? Se o zen moderno é um sistema, que tipo de sistema ele é? Parece caótico, e como são conflitantes as opiniões dos mestres! Mas do ponto de vista do zen há uma corrente que atravessa todas essas confusões e cada mestre apoia os outros da maneira mais enfática. Uma contradição aparente de forma alguma impede o verdadeiro endosso. Nesse complementar-se mútuo, não de forma lógica, mas de uma maneira característica do zen, encontramos a vida e a verdade do *koan*. Uma declaração morta não pode produzir tantos resultados. A "mão única" de Hakuin, o "cipreste" de Joshu, ou o "rosto original"[30] do Sexto

---

30. Estes são alguns dos primeiros *koans* para os estudantes do zen.

Patriarca, todos estão vivos em seu cerne. Basta tocar o coração deles e todo o universo se levantará do túmulo onde o enterramos com nossa lógica e com nossa análise.

Para o benefício dos estudantes que desejam saber mais sobre os *koans* que são dados para os estudantes do zen solucionarem, alguns deles são expostos aqui. Quando Kyosan recebeu um espelho de Yisan, ele o mostrou diante de uma assembleia de monges e disse: "Monges, Yisan enviou-me um espelho; devemos dizer que ele é de Yisan ou meu? Se disserem que é meu, como é que ele vem de Yisan? Se disserem que é de Yisan, como vocês explicam ele estar em minhas mãos? Se puderem fazer uma declaração que acerte o alvo, então o espelho será preservado; se não, ele será partido em pedaços". Ele declarou isso três vezes e, como ninguém fez uma declaração, o espelho foi destruído.

Tozan procurou Ummon para ser instruído; o último perguntou: "De onde você vem?"

"De Sato."

"Onde passou o verão?"

"Em Hoji de Konan."

"Quando você saiu de lá?"

"No vigésimo quinto dia do oitavo mês."

Ummon de repente ergueu a voz e disse: "Poupo-lhe de levar trinta golpes. Pode se retirar".

À noite, Tozan foi ao quarto de Ummon e perguntou qual havia sido seu erro, tão grave a ponto de merecer trinta golpes. O mestre falou: "É dessa forma que você vaga por todo o país? Seu saco de arroz!".

Yisan estava cochilando quando Kyosan entrou. Ouvindo o visitante, Yisan virou-se para a parede.

Kyosan falou: "Sou seu discípulo; não é preciso formalidades".

O mestre fez um movimento como se estivesse despertando do sono; Kyosan fez menção de sair do quarto, mas o mestre chamou-o de volta. Disse Yisan: "Vou contar-lhe o meu sonho".

Kyosan inclinou-se para a frente para ouvir.

Yisan disse: "Adivinhe".

Kyosan saiu e trouxe uma bacia cheia d'água e uma toalha. Com a água o mestre lavou o rosto, mas antes de voltar ao seu lugar outro monge, Kyogen, entrou. O mestre disse: "Estivemos realizando um milagre – e um milagre nada trivial".

Kyogen respondeu: "Eu estava embaixo e sei tudo o que aconteceu entre vocês".

"Se é assim, conte-me", pediu o mestre.

Kyogen então lhe trouxe uma xícara de chá.

Yisan observou: "Ó monges, como vocês são inteligentes! Sua sabedoria e feitos miraculosos de fato superam aqueles de Sariputra e Maudgalyayana!".

Sekiso (Shih-shuang) morreu e seus seguidores achavam que o monge superior deveria sucedê-lo. Mas Kyuho (Chin-feng), que tinha sido ajudante do finado mestre, disse: "Esperem, eu tenho uma pergunta, e o sucessor deve ser capaz de respondê-la. O velho mestre costumava nos ensinar assim: 'Cessem todos seus desejos; sejam como cinzas frias e plantas secas; mantenham a boca bem fechada até que o bolor cresça nela; sejam puros como o linho branco, completamente imaculado; sejam tão frios e mortos quanto um incensório num santuário deserto'. Como isso deve ser entendido?".

"Isso ilustra um estado de absoluta aniquilação", disse o monge superior.

"Aí está, você fracassou totalmente em compreender o significado."

"Fracassei? Se for assim, acenda um incenso; se eu não entendo mesmo o velho mestre, não serei capaz de entrar em transe antes que o incenso se queime."

Dizendo isso, o monge superior entrou num estado de inconsciência do qual nunca retornou. Alisando as costas de seu colega monge falecido, Kyuho disse: "Quanto a entrar em transe, você mostrou um exemplo esplêndido; mas, quanto a entender o velho mestre, você fracassou por completo novamente". Isso ilustra bem o fato de que o zen é totalmente diferente de estar absorto no nada.

O número de *koans* é tradicionalmente estimado em 1700, mas essa é contudo uma forma muito generosa de contá-los. Para propósitos práticos, menos de dez, ou até mesmo menos de cinco, ou apenas um pode ser suficiente para abrir a mente de alguém para a verdade do zen. A iluminação completa, contudo, é atingida apenas por meio da mais alta aplicação da mente através do autossacrifício, sustentada por uma fé inflexível na finalidade do zen. Não se atinge apenas galgando os graus dos *koans*, um após o outro, como costuma ser praticado por seguidores da escola Rinzai. O número na verdade não tem nada a ver com isso; os requisitos necessários são fé e esforço pessoal, sem os quais o zen é uma mera bolha. Aqueles que veem o zen como especulação ou abstração nunca alcançarão as profundidades dele, que só podem ser sondadas pela mais intensa força de vontade. Pode haver centenas de *koans* ou pode haver um número infinito deles, assim como há um número infinito de objetos preenchendo o universo, mas isso não necessariamente nos interessa. Basta que alguém tenha uma compreensão inteiramente satisfatória, que tudo vê, sobre a realidade viva das coisas e os *koans* se resolverão sozinhos.

É aqui que paira o perigo do sistema *koan*. Alguém pode considerá-lo como sendo tudo no estudo do zen, esquecendo o verdadeiro objetivo do zen, que é desabrochar a vida interior do homem. Muitos caíram nessa armadilha e o resultado inevitável foi a corrupção e a ruína do zen. Daiye (Ta-hui) estava muito apreensivo em relação a isso quando queimou o livro de cem *koans* que havia sido compilado por seu mestre Yengo (Yuan-wu). Esses cem *koans* haviam sido selecionados da literatura zen por Seccho (Hsueh-ton), que teceu comentários sobre eles em versos, um para cada. Daiye era um verdadeiro seguidor do zen. Ele sabia bem o objetivo que seu mestre tinha em mente quando fez observações sobre aquelas seleções; ele também sabia bem que eles se tornariam uma arma suicida contra o zen; então lançou todos eles às chamas.

O livro, contudo, sobreviveu ao fogo e ainda está em nossa posse como um dos mais importantes tratados sobre o zen; é de fato um texto basilar e uma autoridade à qual ainda se apela para resolver dúvidas no estudo do zen. O trabalho é conhecido em japonês como *Hekigan-shu* (*Pi-yen Chi*). Para os de fora é um livro hermético; em primeiro lugar, o chinês não segue o modelo clássico mas é cheio de coloquialismos dos períodos T'ang e Sung, que hoje podem ser identificados apenas na literatura zen, e além disso é escrito com grande vigor. Em segundo lugar, o estilo é peculiar a esse tipo de trabalho, e seus pensamentos e suas expressões parecem ser tão inesperados que confundem o leitor que espera encontrar nele uma nomenclatura budista comum ou, pelo menos, uma espécie de classicismo. Fora essas dificuldades literárias, o *Hekigan* é naturalmente cheio de zen. Contudo, aqueles que queiram saber como os *koans* são tratados pelos seguidores do zen farão bem em consultar o livro.

Há alguns outros livros sobre os *koans* que seguem mais ou menos o estilo do *Hekigan*; tais como *Shoyo-roku*, *Mumonkwan*, *Kwaian-kokugo* etc. De fato, todos os escritos zen conhecidos como *Goroku* (*Wu-lu*, "ditos e diálogos"), bem como as histórias biográficas dos mestres zen (das quais temos uma longa lista), tratam os *koans* da forma peculiar ao zen. Quase todo mestre de renome deixou o seu *Goroku*; esses livros, reunidos, constituem o que é conhecido como literatura zen. Se por um lado o estudo filosófico do budismo é abundante em todos os tipos de anotações, exegeses e análises que em geral são muito detalhadas e complicadas, por outro o zen oferece observações incisivas, sugestões epigramáticas e comentários irônicos, que contrastam claramente com aquela outra abordagem. Outra característica da literatura zen é sua inclinação à poesia: os *koans* são poeticamente apreciados ou criticados. O *Hekigan-shu* (*Pi-yen Chi*) e o *Shoyo-roku* (*T'sung-yung Lu*) são os exemplos mais significativos disso. O primeiro é de Seccho, como já foi mencionado, e o último é de Wanshi (Hung-chih), que também comenta poeticamente outra coleção de *koans*. O zen naturalmente encontra sua expressão mais direta na poesia do que na filosofia, porque tem mais afinidade com o sentimento do que com o intelecto; sua predileção poética é inevitável.

IX. A sala de meditação e a vida do monge[31]

A sala de meditação (*zendo*) é o local onde o zen educa seus monges. Conhecer a forma como ela é regulada é ter um vislumbre do aspecto prático e disciplinar do zen. É uma instituição única, e a maioria dos principais monastérios da seita zen no Japão tem uma. A vida dos monges zen na sala de meditação nos lembra da vida da Sangha na Índia.

O sistema foi fundado pelo mestre zen chinês Hyakujo (Pai-chang, 720-814) há mais de mil anos. Ele deixou uma frase famosa que havia sido o princípio norteador de sua vida: "Um dia sem trabalho é um dia sem comer", que quer dizer: "Não há comida sem trabalho".[32] Quando seus discípulos consideraram que ele estava velho demais para trabalhar no jardim, que era sua ocupação favorita, esconderam todas suas ferramentas de jardinagem, já que ele não ouvia às suas constantes repreensões. Ele então se recusou a comer. "Sem trabalho, sem vida." Em todos os monastérios, o trabalho, em especial aquele normalmente considerado servil, é um elemento vital na vida do monge. Isso, portanto, implica uma grande quantidade de trabalho braçal, como varrer, limpar, cozinhar, cortar lenha, arar a terra ou sair mendigando nos vilarejos próximos e distantes. Nenhum trabalho é considerado aquém da dignidade dos monges e prevalece entre eles um perfeito sentimento de irmandade. Eles acreditam na santidade do trabalho braçal; não importa o quão duro ou ruim o trabalho possa ser, eles não o evitam e mantêm a si mesmos de todas as formas que podem; já que não são preguiçosos como alguns dos ditos monges ou mendicantes da Índia, por exemplo.

---

31. Isso é tratado plenamente no meu trabalho intitulado *The Training of the Buddhist Monk*, ricamente ilustrado pelo Rev. Zenchu Sato, de Kamakura. Veja também *Ensaios sobre o zen-budismo*, I, p. 299 *et seq.*
32. Cf. Salmo 128: "Comerás do trabalho das tuas mãos; feliz serás, e te irá bem".

Do ponto de vista psicológico, isso é esplêndido, porque a atividade muscular é o melhor remédio para o embotamento da mente que pode surgir com o hábito meditativo – e o zen é apto a produzir esse efeito indesejável. O problema com a maioria dos reclusos religiosos é que sua mente e seu corpo não agem em uníssono: seu corpo está sempre separado da mente e vice-versa; eles imaginam que existe o corpo e existe a mente, esquecendo que essa separação é apenas uma ideia e, portanto, algo artificial. Sendo o objetivo da disciplina zen anular essa diferenciação mais fundamental, ela é sempre cuidadosa em evitar qualquer prática que tenda a enfatizar a ideia de unilateralidade. O *satori,* na verdade, consiste em atingir o ponto em que todas as nossas noções discriminatórias são abandonadas, embora isso não seja de forma alguma um estado de vazio. A lentidão da mente que com frequência é produto da meditação silenciosa, como podemos ver, definitivamente não conduz ao amadurecimento do *satori* e aqueles que queiram avançar no estudo do zen precisam naturalmente estar em guarda para que isso não impeça totalmente a fluidez, por assim dizer, da atividade mental. Esta é, pelo menos, uma das razões pelas quais os seguidores do zen se opõem à mera prática de Dhyana. Manter o corpo ocupado também mantém a mente ocupada e, portanto, fresca, saudável e alerta.

Moralmente, qualquer trabalho que envolva o uso de força física é testemunha da solidez das ideias. Especialmente no zen isso é verdade; ideias abstratas que não se refletem com força e eficiência na vida prática são consideradas sem valor. A convicção deve ser conquistada através da experiência e não da abstração. A asserção moral deve sempre estar além e acima do julgamento intelectual; ou seja, a verdade deve estar baseada na experiência de vida. A divagação ociosa não lhes compete, insistem os seguidores do zen. Eles, é claro, sentam-se em silêncio e praticam o *zazen;* isso deve ser feito se quiserem assimilar quaisquer lições que obtiveram enquanto trabalhavam. Mas como são contra ruminar o tempo todo, colocam em ação as reflexões que tiveram durante as horas de *zazen* e assim testam sua validade no campo vital da realidade. Tenho profunda convicção de que se o monastério zen não colocasse fé no trabalho e em manter o sangue dos monges circulando o estudo do zen teria descido de nível até se transformar num sistema sonífero e indutor do transe, e todos os tesouros reunidos pelos mestres da China e do Japão teriam sido jogados fora como montes de matéria apodrecida sem valor. A sala de meditação, ou *zendo*, como é chamada no Japão, é um edifício retangular de dimensões diversas de acordo com o número de monges a serem acomodados. O *zendo* de Engakuji, Kamakura, tem cerca de dez metros de largura por vinte metros de comprimento e abriga de trinta a quarenta monges. O espaço destinado a cada monge é um *tatami*, ou uma esteira de 0,90 x 1,80 metro onde ele se senta, medita e dorme. A coberta para cada um nunca excede uma colcha forrada de cerca de 1,50 x 1,80 metro, seja inverno ou verão. Ele não tem um travesseiro regular exceto o que for improvisado com seus próprios pertences, que, contudo, resumem-se a quase nada: consistem de *kesa* (*kasaya*) e *koromo* (peças de vestuário do monge), alguns livros, uma lâmina de barbear e um conjunto de tigelas. Tudo isso é carregado em uma caixa de *papier-maché* de cerca de 33 por 25 por 9 centímetros. Durante viagens essa caixa é carregada na frente, pendurada no pescoço por uma faixa larga. Toda propriedade, portanto, move-se com o dono. "Uma roupa e uma tigela, sob a árvore e sobre a pedra" descreve graficamente a vida de monge na Índia. Comparado a isso, pode-se dizer que o monge zen moderno tem posses em abundância. Ainda assim, seus desejos são reduzidos a um mínimo. Ninguém falhará em viver uma vida simples, talvez a mais simples de todas, se usar como modelo a vida de um monge zen. O desejo de possuir é considerado pelo budismo como uma das piores paixões que obcecam os mortais. O que de fato causa tanta miséria no mundo é o impulso universal da aquisição. Quando o poder é desejado, o forte sempre tiraniza o fraco; quando a riqueza é cobiçada, o rico e o pobre estão sempre cruzando espadas em amarga inimizade. Guerras internacionais são travadas, o descontentamento social sempre cresce, a menos que esse impulso de obter e reter seja completamente erradicado. Pode a sociedade ser reorganizada sobre uma base inteiramente diferente da qual estamos acostumados a ver desde o começo da história? Podemos esperar um dia acabar com o acúmulo de riquezas e a concentração de poder meramente pelo desejo de engrandecimento individual ou nacional? Desesperançados com a irracionalidade das questões humanas, os monges budistas foram ao outro extremo e se privaram até dos prazeres razoáveis e perfeitamente inocentes da vida. Contudo, o ideal zen de colocar os pertences de um monge em uma pequena caixa é seu protesto mudo, embora até agora ineficaz, contra a presente ordem da sociedade.

Na Índia, os monges budistas Bhikshus nunca comem à tarde; eles alimentam-se apropriadamente somente uma vez por dia; seu café da manhã, no sentido americano ou inglês, não é um café da manhã. O monge zen não deve alimentar-se à noite, mas como é impossível ignorar a necessidade climática, ele faz uma espécie de refeição; para aliviar sua consciência, porém, chama-a de "comida medicinal". O café da manhã, que é ingerido muito cedo, enquanto ainda está escuro, consiste de mingau de arroz e conserva de vegetais. A principal refeição ocorre em torno de dez horas da manhã e consiste de arroz (ou arroz misturado com cevada), sopa de vegetais e conserva. À tarde, às quatro horas, eles jantam o que sobrou e não cozinham. A menos que sejam convidados ou que recebam um tratamento extra na casa de alguém generoso, suas refeições são as descritas acima, ano após ano. Pobreza e simplicidade são a regra.

Não devemos concluir, contudo, que o ascetismo seja um ideal de vida para os monges zen; porque no que diz respeito ao significado último do zen, ele não é asceta nem tampouco qualquer outro sistema ético. Se ele parece defender a doutrina da supressão ou do desapego, isso se dá meramente na superfície, porque o zen, como uma escola do budismo, herda mais ou menos a aversão à disciplina asceta hindu. Contudo, a ideia central da vida do monge é não desperdiçar e fazer o melhor uso possível das coisas que nos são dadas, que é também o espírito do budismo em toda parte. O intelecto, a imaginação e todas as outras faculdades mentais, bem como os objetos físicos que nos rodeiam (nossos próprios corpos inclusive), nos são oferecidos para desabrochar e intensificar os mais altos poderes que possuímos e não meramente para a gratificação dos caprichos e desejos individuais, que certamente entrarão em conflito com os interesses e direitos reivindicados pelos outros. Essas são algumas das ideias básicas por trás da simplicidade e da pobreza da vida de um monge.

Na hora da refeição, toca-se um gongo e os monges saem do *zendo* em procissão carregando suas tigelas até o refeitório, mas só se sentam quando o líder toca um sino. As tigelas que cada um traz são feitas de madeira ou papel e são bem laqueadas; elas costumam ser quatro ou cinco e cabem umas dentro das outras, como um ninho. O sutra (*Hridaya Sutra*) e as "cinco meditações" são recitadas e então os monges que atuam como serventes distribuem a sopa e o arroz. Os monges agora estão prontos para pegar seus pauzinhos, mas antes de começarem a comer seu suntuoso jantar, pensam nos espíritos que partiram e outros seres que estão vivendo neste e em outros mundos, e cada um retira cerca de sete grãos de arroz de sua porção e os oferece ao invisível. Durante a refeição, prevalece o perfeito silêncio; os pratos são passados sem barulho, nenhuma palavra é dita, nenhuma conversa acontece e todos os desejos são indicados por gestos manuais. Comer é uma atividade séria para eles. Quando quer outra tigela de arroz, o monge estende as mãos unidas. O servente percebe e coloca o recipiente de arroz na frente do faminto; o último pega sua tigela, passa a mão de leve na sua base para limpar qualquer sujeira que possa ter grudado nela e que pudesse sujar a mão do servente. Enquanto a tigela é preenchida, o monge mantém as mãos unidas; esfregar as palmas das mãos mostra ao servente que ele colocou arroz ou sopa suficiente na tigela.

A regra é que cada monge deve comer tudo o que lhe é servido, "juntando os fragmentos que sobram"; porque esta é sua religião. Depois de servirem-se de arroz por três ou quatro vezes, a refeição chega ao fim. O líder bate dois blocos de madeira e os serventes trazem água quente; cada monge enche sua tigela maior com água e dentro dela todas as outras tigelas são lavadas com cuidado e depois secas com o pequeno guardanapo que os monges carregam.

Um balde de madeira é então passado para receber o líquido; cada monge empilha suas tigelas e as enrola novamente. As mesas agora estão vazias como antes, exceto pelos grãos de arroz que foram oferecidos no início da refeição para os seres invisíveis. Os blocos de madeira são batidos novamente e os monges deixam o refeitório na mesma procissão silenciosa e ordenada em que entraram.

A diligência dos monges é proverbial. Quando o dia não é destinado ao estudo, eles são geralmente vistos logo depois do café da manhã (por volta das cinco e meia no verão e das seis e meia no inverno) nos campos do monastério ou cultivando as terras anexas ao *zendo*. Mais tarde, alguns grupos de monges vão aos vilarejos vizinhos mendigar arroz. Eles mantêm a parte interna e externa do monastério em perfeita ordem. Quando dizemos "este lugar parece um templo zen", significa que o lugar é mantido da forma mais ordeira possível. Há normalmente alguns benfeitores ligados ao *zendo*, cujas casas são visitadas regularmente para o fornecimento de arroz e vegetais. Eles costumam andar muitos quilômetros para mendigar; podem ser vistos ao longo das estradas puxando carrinhos carregados de abóboras, batatas ou rabanetes. Às vezes vão para as florestas buscar lenha e gravetos. Eles sabem algo de agricultura, também. Como têm de se sustentar, são ao mesmo tempo agricultores, fazem trabalhos braçais e também aqueles que exigem habilidade; costumam construir seu próprio *zendo* e outros edifícios sob a direção de especialistas. Seu trabalho não é de forma alguma descuidado: eles trabalham tão duro quanto os trabalhadores comuns, talvez até mais, porque trabalhar também é sua religião.

Os monges são um corpo autogerido; eles têm seus próprios cozinheiros, zeladores, gerentes, sacristãos, mestres de cerimônia etc. Embora o mestre ou professor seja a alma do *zendo*, ele não é diretamente ligado à sua administração, que é deixada a cargo de membros experientes da comunidade, cujo caráter foi testado através de muitos anos de disciplina. Quando os princípios do zen são discutidos, pode-se maravilhar com sua "metafísica" profunda e sutil, imaginando que os monges são um grupo de pessoas sérias, de rosto pálido, cabeça inclinada e distantes das questões mundanas; mas, em sua vida real, eles são mortais muito comuns engajados em trabalhos servis. Eles são alegres, fazem piadas, estão sempre prontos a ajudar uns aos outros e não desprezam trabalhos que normalmente são considerados baixos e indignos de uma pessoa culta. O espírito de Hyakujo sempre se manifesta aqui. As faculdades dos monges recebem assim um desenvolvimento abrangente. Eles não recebem educação formal ou literária, aquela que é adquirida principalmente através de livros e instruções abstratas; mas o que ganham é prático e eficiente, porque o princípio básico da vida no *zendo* é "aprender fazendo". Eles desdenham da educação suave e a consideram a comida liquefeita que é oferecida aos doentes. Quando uma leoa dá à luz seus filhotes, acredita-se proverbialmente que depois de três dias ela os empurra para dentro de um pequeno precipício para ver se eles conseguem escalá-lo de volta até ela. Aqueles que fracassam nesse teste não são mais cuidados pela mãe. Quer isso seja verdade ou não, algo parecido é almejado pelo mestre zen, que com frequência trata seus monges com todo tipo de aparente descortesia. Os monges com frequência não têm roupas suficientes para seu conforto, nem comida suficiente para satisfazer a fome, nem tempo suficiente para dormir. Além disso, têm muito trabalho, tanto servil quanto espiritual. Essas necessidades externas e aspirações internas, atuando juntas sobre o caráter do monge, costumam acabar produzindo um fino espécime da humanidade chamado mestre zen. Esse sistema único de educação, que ainda existe em todo *zendo* Rinzai, não é muito conhecido pelos leigos, embora atualmente exista a tendência de estes buscarem o máximo de informação possível sobre a vida no monastério zen. Mas a maré impiedosa de comercialismo e mecanização modernos está se espalhando por todo o Oriente, de forma que quase não resta nenhum canto para o retiro silencioso e não demorará para que até mesmo esta solitária ilha zen seja enterrada sob as ondas de sórdido materialismo. Até os próprios monges estão começando a não compreender o espírito dos primeiros mestres. Embora não possamos negar o fato de que há alguns pontos nessa educação monástica que podem ser melhorados, seu espírito altamente religioso e reverente em relação à vida e ao trabalho devem ser preservados se o zen quiser viver por muitos e muitos anos.

Teoricamente, o zen envolve todo o universo e não está preso à regra da antítese. Mas este é um terreno escorregadio e muitos não conseguem andar eretos por ele; e quando tropeçam a queda é bastante desastrosa. Como alguns dos místicos medievais, os estudantes do zen às vezes tornam-se libertinos, perdendo todo o controle sobre si mesmos; a história é testemunha disso e a psicologia pode explicar o processo de tal degeneração. Um mestre zen certa vez disse: "Que o ideal de um homem se eleve tão alto como a coroa de Vairochana (a mais alta divindade), mas que sua vida seja tão repleta de humildade como se ele se prostrasse até mesmo aos pés de um bebê". A vida no monastério zen é regulada minuciosamente e todos os detalhes são seguidos em obediência estrita ao espírito acima. Foi isso que salvou o zen de afundar-se e chegar ao nível de alguns dos místicos medievais; e é por isso que o *zendo* desempenha um papel tão importante no ensino do zen.

Quando Tanka (Tan-hsia) da dinastia T'ang chegou em Yerinji, na capital, estava muito frio; então, retirando uma das imagens de Buda do altar, fez uma fogueira com ela para se aquecer. O zelador do santuário, vendo isso, ficou extremamente irado e exclamou:

"Como você ousa queimar minha imagem de madeira do Buda?"

Tanka começou a mexer nas cinzas como se estivesse buscando algo, e disse:

"Estou recolhendo as *sariras*[33] sagradas das cinzas queimadas."

---

33. *Sarira* (*shari* em japonês e *she-li* em chinês) literalmente significa "corpo", mas no budismo é uma espécie de depósito mineral encontrado no corpo humano depois da cremação. O valor de tais depósitos é entendido pelos budistas como correspondente à santidade da vida.

"Como você pode recolher *sariras* de um Buda de madeira?" Tanka retorquiu: "Se não é possível encontrar *sariras*, posso usar os dois Budas restantes na minha fogueira?".

O zelador do santuário mais tarde perdeu as sobrancelhas por protestar contra essa aparente heresia de Tanka, enquanto a ira do Buda nunca recaiu sobre este último.

Essa passagem é notável e, embora eu tenha dúvidas quanto à sua exatidão histórica, todos os mestres zen concordam quanto à capacidade espiritual de Tanka, o profanador de Buda. Quando um monge certa vez perguntou a seu mestre sobre a ideia de Tanka de queimar uma estátua de Buda, o mestre respondeu:

"Quando estamos com frio, sentamo-nos em torno da lareira com o fogo aceso."

"Quando estamos com calor, vamos ao bambuzal perto do riacho."

"Ele então estava errado ou não?"

Qualquer que seja o mérito de Tanka de um ponto de vista puramente zen, não há dúvida de que ações como a dele devem ser vistas como altamente heréticas e evitadas por todos os devotos budistas. Aqueles que ainda não conquistaram uma compreensão ampla do zen podem vir a fazer de tudo e cometer todo tipo de excesso e até crimes em nome do zen; e por esse motivo as regras do monastério são muito rígidas para afastar o orgulho do coração e fazer beber da xícara da humildade até a última gota.

Quando Shuko (Chu-hung), da dinastia Ming, estava escrevendo um livro sobre os feitos louváveis de um monge, um desses sujeitos orgulhosos chegou para ele e disse:

"Qual é a utilidade de escrever um livro como esse se não há no zen nem mesmo um átomo de algo que possa ser considerado louvável ou não louvável?"

Shuko respondeu: "Os cinco agregados (*skandha*) causam apego e os quatro elementos (*mahabhuta*) crescem desenfreadamente. Como você pode dizer que não há males?".

O monge insistiu: "Os quatro elementos são vazios no final e os cinco agregados não possuem qualquer realidade".

Shuko, dando-lhe um tapa na cara, disse: "Tantos são apenas instruídos; você ainda não chegou lá; dê-me outra resposta". Mas o monge não falou nada e começou a se afastar, cheio de sentimentos de raiva. "Aí está", disse o mestre sorrindo, "por que você não limpa a sujeira do seu próprio rosto?"

No estudo do zen, o poder de uma compreensão que a tudo ilumina deve andar de mãos dadas com um profundo sentimento de humildade e brandura de coração.

Há um período na vida monástica exclusivamente destinado à disciplina mental dos monges. Essa dedicação exclusiva não é atrapalhada por nenhum trabalho manual, exceto o que for absolutamente necessário. Esse período é conhecido como *sesshin*. Ele acontece algumas vezes, com duração de uma semana, na época conhecida como "estadia de verão" (*ge-ango*) e novamente na época conhecida como "estadia de inverno" (*setsu-ango*). De modo geral, a estadia de verão começa em abril e termina em agosto, enquanto a de inverno começa em outubro e termina em fevereiro. *Sesshin* significa "recolher ou concentrar a mente". Durante os *sesshins*, os monges ficam confinados ao *zendo*, levantam-se mais cedo do que o habitual e sentam-se em *zazen* até mais tarde. Há uma "palestra" (*koza* ou *teisho*) todos os dias durante o *sesshin*. O texto usado pode ser um dos livros zen, tais como o *Hekigan-shu*, o *Rinzairoku*, o *Mumonkwan*, o *Kidoroku*, o *Kwaian-kokugo* etc. O *Rinzairoku* é uma coleção de sermões e ditos do fundador da seita zen Rinzai. O *Hekigan-shu*, como mencionado anteriormente, é uma coleção de cem *koans* anotados, interpretados e apreciados. O *Mumonkwan* também é uma coleção de 48 *koans*, com comentários peculiares ao zen, muito mais simples do que o *Hekigan-shu*. O *Kidoroku* contém os dizeres, sermões, poemas e outros trabalhos de Kido (Hsu-t'ang), da dinastia Sung. Ele foi professor de Daito Kokushi, cuja linha de transmissão do zen é a que ainda floresce no Japão. O *Kwaian--kokugo* é a compilação feita por Hakuin dos sermões e versos de comentário crítico de Daito Kokushi sobre alguns dos antigos mestres. Para um leitor comum, esses livros são uma espécie de *obscurum per obscurius*. Depois de ouvir uma série de palestras, o monge pode continuar no mesmo desamparo de sempre, a menos que tenha aberto os olhos para a verdade do zen. Essa inescrutabilidade não é necessariamente causada pela natureza abstrusa dos livros, mas porque a mente do ouvinte ainda está incrustada com a dura carapaça da consciência relativa.

Durante o *sesshin*, além das palestras, os monges têm o que se chama de *"sanzen"*. Fazer *sanzen* é ir até o mestre e apresentar sua opinião sobre um *koan* para serem avaliados. Nos dias em que não está acontecendo um grande *sesshin*, o *sanzen* provavelmente acontece duas vezes por dia. Mas durante o período especial de "recolhimento do pensamento" – que é o significado de *sesshin* –, o monge tem de ir ver o mestre quatro ou cinco vezes por dia. Essa entrevista com o mestre não acontece abertamente; o monge deve visitar sozinho o quarto do mestre, onde a entrevista acontece da maneira mais formal e solene. Quando o monge está prestes a cruzar a soleira, faz três reverências, prostrando-se no chão em cada uma delas; entra então no quarto mantendo as palmas das mãos unidas na frente do peito e, quando se aproxima do mestre, ajoelha e faz mais uma prostração. Quando a cerimônia termina, não se fazem outras considerações verbais; se for necessário do ponto de vista do zen, até golpes podem ser trocados. Tornar manifesta a verdade do zen com toda a sinceridade do coração é a única consideração; tudo o mais recebe apenas atenção subordinada. Terminada a apresentação, o monge se retira do quarto com a mesma cerimônia elaborada com a qual entrou. Esse exercício pode ser muito cansativo para o mestre, porque um *sanzen* para trinta monges levará mais do que uma hora e meia da atenção mais concentrada.

Uma confiança absoluta é depositada no mestre no que diz respeito à sua compreensão do zen, mas se o monge acha que há motivo suficiente para duvidar da habilidade do mestre, pode resolver isso com ele pessoalmente na hora do *sanzen*. Essa apresentação de opiniões, portanto, não é uma brincadeira para o mestre nem para o monge. É na verdade uma atividade das mais sérias, e por isso essa disciplina do zen tem um grande valor moral. Para ilustrar isso, consideremos um incidente da vida de Hakuin, o fundador do moderno zen Rinzai no Japão.

Numa noite de verão, quando Hakuin foi apresentar sua opinião a seu velho mestre, ele estava se refrescando na varanda e disse rudemente: "Tolice e absurdo!". Hakuin repetiu em voz alta: "Tolice e absurdo!". Então o mestre o agarrou, deu-lhe um tapa na orelha e por fim o empurrou da varanda. Como estivera chovendo, o pobre Hakuin viu-se rolando na lama e na água. Quando se recuperou, voltou à varanda e fez uma reverência ao mestre, que retorquiu: "Ó, morador da caverna escura!".

Outro dia, achando que o mestre havia falhado em apreciar a profundidade de seu conhecimento do zen, Hakuin desejou entrar em acordo com ele de qualquer maneira. Quando chegou a hora, Hakuin entrou no quarto do mestre e esgotou toda a sua engenhosidade no debate com o mestre, decidido dessa vez a não ceder um centímetro de terreno. O mestre ficou furioso e, segurando Hakuin, deu-lhe vários tapas e empurrou-o do alpendre. Ele caiu alguns metros até a base de um muro de pedra, onde permaneceu por um tempo, quase inconsciente. O mestre olhou para ele e riu com vontade; isso fez Hakuin recobrar os sentidos e, quando voltou ao mestre, estava coberto de transpiração. O mestre, contudo, não o liberou de imediato e o estigmatizou como fizera antes: "Ó, morador da caverna escura!".

Hakuin ficou desesperado e pensou em abandonar o velho mestre de uma vez por todas. Mas um dia, quando estava mendigando no vilarejo, certo incidente de repente abriu seus olhos para a verdade do zen, que antes estivera completamente escondida. Sua alegria era incontrolável e ele foi até o mestre no estado mental mais exaltado. Antes que pudesse entrar pelo portão da frente, o mestre percebeu que algo tinha acontecido a Hakuin e acenou para ele, dizendo: "Que boa notícia trouxe para casa hoje? Venha logo, seja rápido, rápido!". Hakuin então lhe contou tudo pelo que tinha passado durante o dia. O mestre afagou-lhe as costas com ternura e disse:

"Agora você conseguiu, conseguiu afinal!"'. Depois disso o mestre nunca mais o insultou. Este foi o treinamento pelo qual o pai do moderno zen japonês teve de passar. Como o velho mestre Shoju foi terrivelmente duro ao empurrar Hakuin no muro de pedra! Mas como foi maternal com seu discípulo depois de tanto maltratá-lo, quando este finalmente voltou triunfante! De fato, não há nada de morno no zen: se for morno, não é zen. Ele espera que o indivíduo penetre nas profundezas da verdade, e a verdade só pode ser apreendida depois que, livre de todas as bobagens, intelectuais ou de outros tipos, o indivíduo retorna à sua própria nudez natural. Cada tapa dado por Shoju livrou Hakuin de suas ilusões e insinceridades. Na verdade, estamos todos vivendo sob camadas de ilusões e mentiras que na realidade não têm nada a ver com nosso ser mais íntimo. Para alcançar esse ser mais íntimo, portanto, por meio do qual o discípulo ganha real conhecimento do zen, o mestre com frequência recorre a métodos aparentemente desumanos; de fato, longe de ser compassivo, para dizer o mínimo.

Não há na vida do *zendo* um período fixo para a graduação como ocorre na educação pública. Alguns podem viver lá vinte anos sem se graduar, mas com habilidades comuns e uma boa medida de perseverança e infatigabilidade, um monge está apto, dentro de um período de dez anos, a sondar cada detalhe intrincado dos ensinamentos do zen. Praticar os princípios do zen, contudo, em todos os momentos da vida – ou seja, tornar-se totalmente impregnado do espírito do zen – é outra questão. A vida pode ser curta demais para isso, já que se diz que até Sakyamuni e Maitreya ainda estão no meio do autotreinamento.

Para tornar-se um mestre perfeitamente qualificado, uma mera compreensão da verdade do zen não é suficiente. Ele deve passar um período que é conhecido como "o longo amadurecimento no ventre sagrado". O termo deve ter vindo originalmente do taoísmo; mas no zen atualmente significa, de modo geral, viver a vida em harmonia com a compreensão. Com a orientação de um mestre competente, um monge pode finalmente atingir um conhecimento perfeito de todos os mistérios do zen, mas isso será mais ou menos intelectual, embora no sentido mais alto possível. A vida do monge, em todos os aspectos, deve fluir em perfeita concordância com essa compreensão. Para isso é preciso mais autotreinamento, porque aquele que ele recebeu no *zendo* é, afinal de contas, apenas o dedo que aponta na direção para onde seu máximo empenho deve ser dirigido. Mas não é mais imperativo que ele permaneça no *zendo*; ao contrário, sua compreensão intelectual deve ser colocada à prova, entrando em contato direto com o mundo. Não há regras prescritas para esse "amadurecimento". Cada um deve agir de acordo com seu próprio arbítrio à medida que se defronta com as circunstâncias inesperadas da vida. Ele pode retirar-se para as montanhas e viver como um eremita solitário ou pode sair para o mercado e ser um participante ativo em todas as questões do mundo. Diz-se que o Sexto Patriarca viveu entre os montanheses por quinze anos depois de deixar o Quinto Patriarca. Ele era um desconhecido para o mundo quando retornou para ouvir uma palestra de Inshu (Yin-tsung). Chu (Chung), o professor nacional, passou quarenta anos em Nang-yang e nunca se mostrou na cidade. Mas sua vida santa se tornou conhecida por toda parte e, atendendo ao fervoroso pedido do imperador, finalmente deixou sua cabana. Yisan (Kuei-shan) passou vários anos na natureza, vivendo de castanhas e tendo por amigos macacos e veados. Ele foi descoberto, contudo, e grandes monastérios foram construídos em volta de sua morada. Ele se tornou o mestre de 1500 monges. Kwanzan, o fundador do grande Myoshinji, em Kyoto, viveu a princípio uma vida retirada na província de Mino, trabalhando para os moradores. Ninguém o havia reconhecido até que um dia um incidente revelou sua identidade e a corte insistiu que ele fundasse um monastério na capital.

No começo de sua carreira, Hakuin era o zelador de um templo deserto em Suruga que era sua única herança no mundo. Podemos imaginar a extensão da dilapidação do local quando lemos este relato: "Não havia telhado propriamente dito e as estrelas brilhavam à noite, tampouco havia piso decente. Era necessário usar chapéu de chuva e *getas* altas quando chovia e havia algo acontecendo na parte principal do templo. Todas as propriedades ligadas ao templo estavam nas mãos de credores e os pertences dos monges estavam penhorados com comerciantes...".

A história do zen oferece muitos exemplos de grandes mestres que reapareceram no mundo depois de um período de recolhimento. A ideia não é a prática do asceticismo, mas sim o "amadurecimento", como foi propriamente designado, do caráter moral do indivíduo. Muitas serpentes e víboras estão esperando na porta e, se o indivíduo não as esmaga com vigor, elas levantam novamente suas cabeças e todo o edifício de cultura moral construído com a visão pode ruir, até mesmo em um único dia. O antinomianismo também é uma armadilha para os seguidores do zen, contra a qual é necessária vigília constante.

Em alguns aspectos não há dúvida de que esse tipo de educação monástica que prevalece no *zendo* está ultrapassada; mas seus princípios norteadores, tais como a simplificação da vida, a contenção dos desejos, não passar um momento ocioso, a independência e aquilo que eles chamam de "virtude secreta" são corretos para todas as terras e épocas. Isso é especialmente verdade em relação ao conceito de "virtude secreta", que é o traço característico da disciplina zen. Significa não desperdiçar recursos naturais; significa fazer uso total, econômico e moral, de tudo o que chega até nós; significa tratar a si mesmo e ao mundo com o estado de espírito o mais grato e reverente. Significa em particular praticar a bondade sem nenhum pensamento de reconhecimento pelos outros. Uma criança está se afogando; eu entro na água, e a criança é salva. Isso é tudo que há para se fazer nesse caso: o que está feito está feito. Eu vou embora, nunca olho para trás e nada mais se pensa sobre isso. Uma nuvem passa e o céu está azul e amplo como sempre. O zen chama isso de "feito sem mérito" (*anabhogacarya*) e o compara ao trabalho do homem que tenta encher um poço com neve.

Jesus disse: "Quando deres esmola ou ajuda, não deixes tua mão esquerda saber o que faz a direita; para que tua obra de caridade fique em secreto". Essa é a "virtude secreta" do budismo. Mas quando o relato continua dizendo que: "E teu Pai, que vê em secreto, te recompensará", vemos uma profunda divisão entre o budismo e o cristianismo. Enquanto existir qualquer pensamento sobre alguém, seja Deus ou o diabo, que sabe de nossos feitos e dá recompensas, o zen diria: "Você ainda não é um de nós". Ações que são produto de tais pensamentos deixam "rastros" e "sombras". Se um espírito está acompanhando suas ações, não demorará até que ele o responsabilize pelo que você fez; o zen não tem nada disso. A vestimenta perfeita não mostra costuras, nem dentro nem fora: é uma peça completa e ninguém sabe dizer onde o trabalho começou ou como foi tecido. No zen, portanto, não se deve deixar nenhum traço de presunção ou autoglorificação mesmo depois de fazer o bem, muito menos a ideia de recompensa, mesmo que venha de Deus.

Resshi (Lieh-tzu), o filósofo chinês, descreve essa atitude mental de uma maneira bastante ilustrativa:

"Deixei minha mente pensar o que quisesse sem impedimento e minha boca falar o que quisesse; então esqueci se 'isso e não isso' era meu ou dos outros, se o ganho ou a perda eram meus ou dos outros; tampouco sabia se Lao-shang-shih era meu professor e Pa-kao meu amigo. Em todos os aspectos, eu estava completamente transformado; e então foi que o olho se tornou igual à orelha, a orelha igual ao nariz e o nariz igual à boca; e não havia nada que não fosse identificado. À medida que a mente se tornou concentrada, a forma dissolveu, os ossos e carne se dissolveram; eu não sabia sobre o que meu corpo se sustentava, ou onde meus pés andavam; eu apenas me movia com o vento, leste ou oeste, como uma folha da árvore desprendida do galho; eu não tinha consciência se estava cavalgando o vento ou se o vento estava me cavalgando."

Esse tipo de virtude é chamado pelos místicos alemães de "pobreza"; e a definição de Tauler é: "A absoluta pobreza será tua quando não puderes mais lembrar se alguém te devias ou estava em débito contigo por alguma coisa; assim como todas as coisas serão esquecidas por ti na jornada final da morte".

No cristianismo, parecemos ser conscientes demais de Deus, embora digamos que nele vivemos, nos movemos e temos existência. O zen quer ter esse último traço de consciência de Deus, se possível, obliterado. É por isso que os mestres zen nos aconselham a não nos demorarmos onde o Buda está e a passarmos rapidamente por onde ele não está. Todo o treinamento do monge no *zendo*, tanto na prática quanto na teoria, é baseado nesse princípio de "feito sem mérito". Poeticamente, a ideia é expressa da seguinte maneira:

> As sombras do bambu movem-se sobre os degraus de pedra
> como se os varressem, mas nenhuma poeira se levanta;
> A lua é refletida nas profundezas do lago, mas a
> água não mostra nenhum vestígio de sua penetração.

Levando tudo em conta, o zen é enfaticamente uma questão de experiência pessoal; se algo pode ser chamado de radicalmente empírico, esse algo é o zen. Não será a profunda dedicação à leitura, ao estudo ou à contemplação que jamais tornará alguém um mestre zen. A vida propriamente dita deve ser apreendida durante seu fluxo; parar para examiná-la e analisá-la é matá-la, deixando apenas um corpo frio para ser abraçado. Portanto, tudo na sala de meditação, e cada detalhe de seu currículo disciplinar, é arranjado de forma a trazer essa ideia à mais eficiente proeminência. A posição única mantida pela seita zen entre as outras seitas budistas no Japão e na China ao longo da história do budismo no Extremo Oriente deve-se, sem dúvida, à instituição conhecida como sala de meditação, ou *zendo*.

Este livro foi impresso pela Gráfica Cromosete
em fonte Georgia sobre papel Pólen Bold 90 g/m²
para a Mantra no inverno de 2022.

OUTRAS OBRAS DO SELO MANTRA

As 10 coisas mais importantes que os mortos querem dizer a você
MIKE DOOLEY

Dao De Jing: o livro do Tao
LAOZI

Haṭha-Yoga-Pradīpikā
uma luz sobre o Haṭha-Yoga
SVĀMIN SVĀTMĀRĀMA

Jesus, o filho do Homem
KHALIL GIBRAN

O coração do yoga
T. K. V. DESIKACHAR

O profeta
KHALIL GIBRAN

Oração – Poder e efeitos
ALEXIS CARREL

Os Yoga Sutras de Patanjali
PATANJALI

mantra.

São Paulo: (11) 3107-7050 • Bauru: (14) 3234-4121
www.mantra.art.br • edipro@edipro.com.br
@editoramantra

"Não queira apenas compreender intelectualmente. Aprecie, leia, compreenda e pratique *zazen*. Prática é realização!"
MONJA COEN

O que é o *satori*? Como definir a prática do *zazen*? Como os *koans* podem auxiliar o praticante do zen-budismo? Esses e outros conceitos básicos são explicados de forma clara e simples pelo mestre Daisetz Teitaro Suzuki em *Uma introdução ao zen-budismo*.

Publicado pela primeira vez em 1934, o livro permanece como uma das obras fundamentais para a compreensão do zen-budismo e como uma porta de entrada para muitos ocidentais às práticas filosóficas do *zen*. Na obra, Suzuki Sensei defende um budismo de simplicidade, liberdade de dogmas e crenças e centrado na prática do zen.

Uma introdução ao zen-budismo não é um manual ou um livro-guia, mas uma obra que nos leva à reflexão.

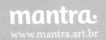